MANUEL ECKARDT

Die B-E-R-G-Formel

Bewegung, Ernährung, Regeneration, Geist

Das Manuel-Eckardt-Programm, das dein Leben verändert

humboldt

4 **EIN WORT VORAB**

7 **DER B-E-R-G RUFT**
8 Sind Sie bereit für die B-E-R-G-Besteigung?
11 Der B-E-R-G – einzigartig ganzheitlich

25 **BEWEGUNG**
26 Bewegung soll Spaß machen
27 Herz-Kreislauf-Training
34 Muskelstimulationstraining
40 Muskelaufbau und Ausdauer in Balance

45 **ERNÄHRUNG**
46 Ganzheitliche Ernährung
48 Unsere Zellen brauchen alle 50 Nährstoffe
54 Nahrungsergänzung – ein klares „Ja"!
77 Den Stoffwechsel optimieren
88 Wasser – Dreh- und Angelpunkt unserer Gesundheit
97 Ein Wort zu Ernährungstrends

103 **REGENERATION**
104 Die Bedeutung von Regeneration
116 Sich selbst wahrnehmen mit Mentaltraining
120 Die Kraft der Visualisierung
127 Atmung – viel mehr als ein unbewusster Prozess
130 Zufriedenheit erlangen – raus aus dem Kampfmodus

133 **GEIST**
134 Sicherheit und Motivation durch Wissen
139 Der Geist ist willig, aber das Fleisch ist schwach?
141 Weniger Druck setzt positive Effekte frei
147 Selbstvertrauen – um seinen Weg in Ruhe gehen zu können

151 **AUF DIE THEORIE FOLGT DIE PRAXIS**
152 Wer sein Ziel kennt, kann seinen Weg finden
161 30 Tage B-E-R-G-Formel

178 Einnahmeempfehlung Mikronährstoffe
184 Danksagung

EIN WORT VORAB

Wir müssen uns immer wieder aufs Neue entscheiden, nichts geschieht zufällig. Das ganze Leben besteht aus Entscheidungen. Von der ersten Minute unseres Lebens bis zum letzten Atemzug treffen wir sie, unbewusst oder bewusst.

Es gibt keinen größeren Sinn und Lohn im Leben als die Gesundheit.

Wenn Sie dieses Buch in den Händen halten, dann haben Sie bereits eine wichtige Entscheidung für sich selbst getroffen. Nämlich die, dass Sie etwas für Ihre Gesundheit und Ihr Leben tun möchten. Machen Sie sich nun bitte bewusst: Gesundheit ist kein Grundrecht. Gesundheit wird einem auch nicht geschenkt. Gesundheit entsteht durch harte Arbeit. Sollten Sie etwas anderes erwartet haben, dann ist dieses Buch leider nichts für Sie. Denn hier erkläre ich Ihnen, wie Sie den härtesten Job Ihres Lebens mit der schlechtesten Bezahlung erledigen können und trotzdem ein Leben voller Dankbarkeit und Zufriedenheit führen werden.

Wir merken uns direkt am Anfang diesen elementaren Satz: *Nichts kann aus dem Nichts entstehen.* Manchmal treffen wir unangenehme und schmerzliche Entscheidungen. Es gibt aber auch Entscheidungen, bei denen wir uns einfach pudelwohl und sicher fühlen. Bei denen unser Bauchgefühl sagt: Ja, das passt! Das geschieht meist dann, wenn wir entweder unsere Entscheidung mit sicheren Fakten belegen können oder wenn unser gesunder Menschenverstand, unser Bauchgefühl und unser Herz eine positive Rückmeldung geben. Das sind die zwei Ebenen, die wir dafür brauchen: Entweder signalisiert uns unser Bewusstsein oder unser Unterbewusstsein, dass die Entscheidung sicher oder unsicher ist. Ich möchte mit diesem Buch erreichen, dass Sie sich auf beiden Ebenen sicher sind. Ich möchte Ihnen mit Fakten und Logik belegen, dass Sie hier goldrichtig liegen. Dazu lade ich Sie auf eine Erlebnisreise ein, die Ihr Leben grundlegend zum Positiven verändern kann. Das Einzige, was Sie tun müssen, ist, zu entscheiden, ob Sie sich mit mir auf diese Reise begeben möchten oder nicht.

Worum ich Sie aber direkt am Anfang bitten möchte: Seien Sie offen für neue Denkansätze und neue Informationen. Raus aus alten, verstaubten Ansichten und hin zu mehr gedanklicher Freiheit. Wenn Sie am Ende des Buches zu dem Entschluss kommen, dass die B-E-R-G-Formel etwas ist, was Sie ausprobieren möchten, dann begebe ich mich mit Ihnen auf eine unbeschreibliche Reise.

Seien Sie offen für neue Denkansätze und neue Informationen.

Dieses Buch richtet sich an Menschen, die mehr über sich und ihre Gesundheit erfahren möchten. Dieses Buch ist allerdings kein medizinisches Werk zur Bekämpfung von Krankheiten. In meinen Beispielen berichte ich in erster Linie über eigene sowie die Erfahrungen aus meinem beruflichen Alltag mit Personen, die ich berate und betreue. Alle Schlussfolgerungen, die ich aus diesen Erfahrungen ziehe, dienen als Anregung und sollen keine medizinische Therapie ersetzen. Ich rate dringend davon ab, auf eigene Faust bestehende Medikationen oder Therapien abzusetzen.

Die in diesem Buch enthaltenen Einnahmeempfehlungen von Nährstoffen basieren auf gesicherten, ungefährlichen Werten und wurden durch unabhängige Langzeitstudien belegt. Dabei komme ich zu anderen Einnahmeempfehlungen als die Deutsche Gesellschaft für Ernährung DGE e.V., deren Referenzwerte darauf ausgerichtet sind, dass „lebenswichtige physische und psychische Funktionen sichergestellt und Mangelkrankheiten verhindert" werden. Wir wollen aber nicht nur etwas „verhindern", sondern den Körper optimieren. Die Nährwerttabelle in diesem Buch wurde mit bestem Wissen und Gewissen erstellt und von einem medizinischen Fachbeirat geprüft, ebenso wie die Empfehlungen zur Wasser- und Salzaufnahme. Wie ich zu den von mir empfohlenen Werten komme, erläutere ich im Buch ausführlich.

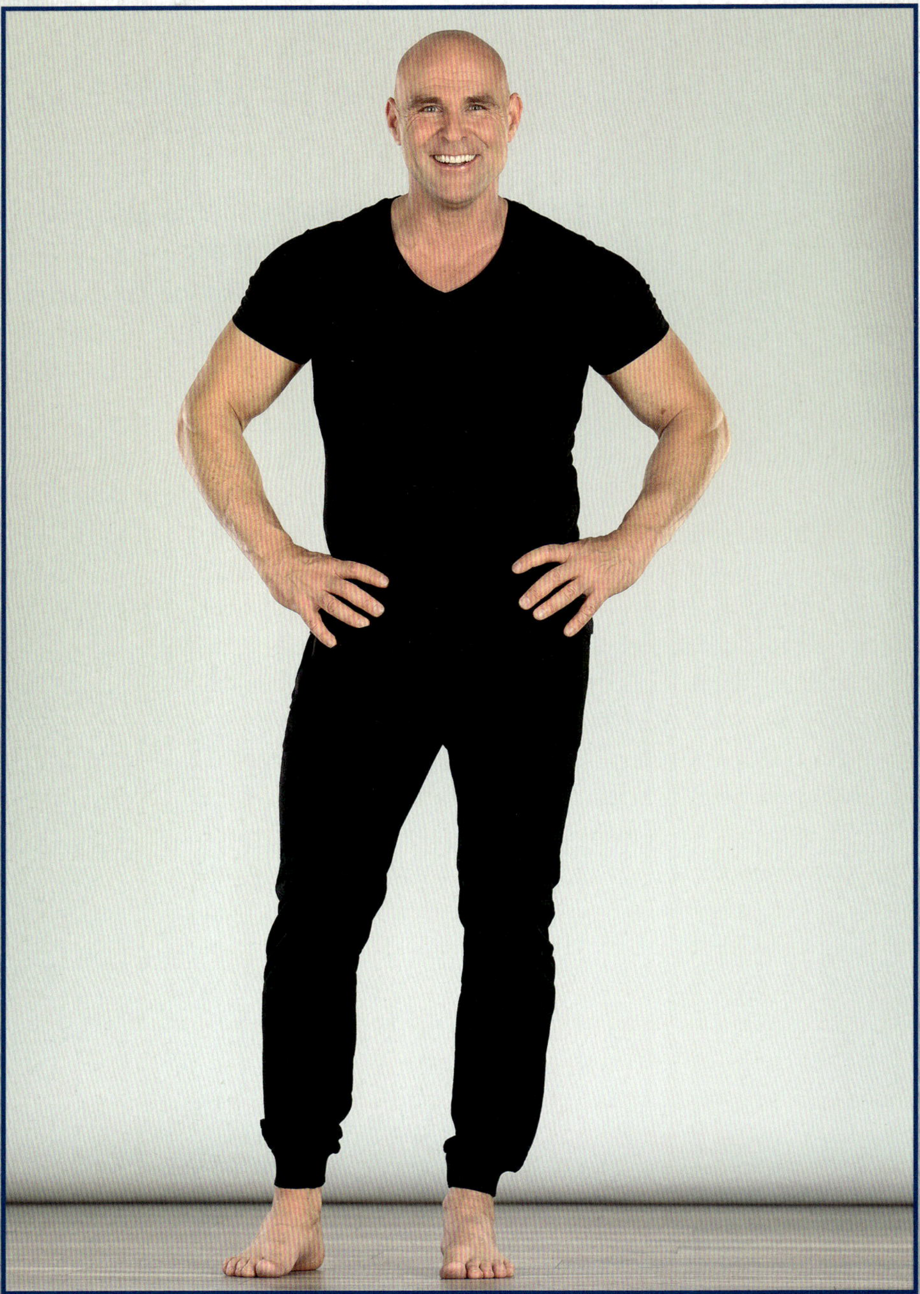

DER B-E-R-G RUFT

In diesem Kapitel erfahren Sie mehr über das Grundkonzept der ganzheitlichen B-E-R-G-Formel und die vier Pfeiler, auf die sie sich stützt. Sie bekommen einen ersten Einblick in die Teilbereiche Bewegung, Ernährung, Regeneration und Geist und ich erkläre Ihnen außerdem, was genau mein Gesundheitsprogramm so besonders macht.

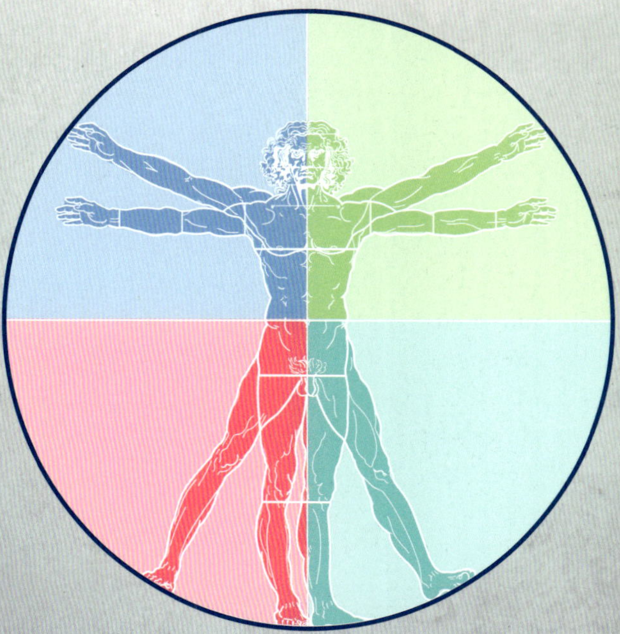

Sind Sie bereit für die B-E-R-G-Besteigung?

B-E-R-G – ein ganzheitliches Gesundheitskonzept, das aus über 30 Jahren Erfahrung und realer Praxis entwickelt wurde. Ein Konzept, das alle Aspekte des Körpers, des Geistes und der Seele berücksichtigt und in Einklang bringt. Der Name ist Programm. Eigentlich steht B-E-R-G für Bewegung, Ernährung, Regeneration und Geist. Eigentlich? Ja, denn man kann es auch symbolisch verstehen. Wer sich auf dieses Konzept einlässt, der begibt sich auf eine B-E-R-G-Besteigung. Ich wähle mit Absicht diese Metapher, damit direkt klar wird, dass es sich hier nicht um einen entspannten Sonntagsspaziergang handelt. Wer seine Gesundheit, sein Leben in die eigenen Hände nimmt, dem muss klar sein, dass das mit Arbeit verbunden ist. Damit meine ich nicht, dass dieses Programm besonders anstrengend ist oder nur für Sportler oder Hochambitionierte geeignet ist, sondern dass man für seine Gesundheit etwas leisten muss. Ich möchte nicht direkt am Anfang der Spielverderber sein, aber es muss klar werden, dass man nichts im Leben geschenkt bekommt – schon gar nicht seine Gesundheit.

Wer sich auf dieses Konzept einlässt, der begibt sich auf eine B-E-R-G-Besteigung.

Die Welt ist voll mit Programmen, die Ihnen das Blaue vom Himmel versprechen. Die Welt ist voll mit Pülverchen, mit Zauberübungen, mit Wunderwässerchen, mit Wunderpillen und vielem mehr und wir alle wissen, dass es nur Geldmacherei ist. Würden alle Menschen ihren Verstand und ihr Bauchgefühl einsetzen, dann würden sie die Finger von solchen Angeboten lassen. Der Mensch sucht immer den Weg des geringsten Widerstandes. Das ist in vielen Lebensbereichen auch gut so, denn nur so entsteht Fortschritt, nur so entsteht Entwicklung. Wir suchen allerdings auch immer nach der bequemsten Möglichkeit, ohne große Anstrengung fitter, gesünder und attraktiver zu werden. Nur ist das eben nicht immer möglich, denn dazu müssten wir die Naturgesetze außer Kraft setzen.

Ich verspreche nichts, ich verkaufe nichts. Ich zeige Ihnen faktenbasierte Naturgesetze auf, für jeden leicht verständlich und nachvollziehbar. Denn wer gesund, fit und positiv sein möchte, der muss verstehen, was er macht. Ich liefere Informationen, Tipps, Übungen, Trainings, Ernährungsgrundlagen und einfache Prinzipien für den Alltag. Ich bereite Sie auf die Besteigung Ihres eigenen Berges vor. Den Gipfel, das Ziel bestimmen Sie. Es könnte der Mount Everest sein. Das ist machbar, aber eben mit sehr viel Anstrengung verbunden. Damit meine ich nicht nur die körperliche Anstrengung, sondern den Einsatz von Zeit und Wissen. Sind Sie dafür bereit? Dann ist dieses Programm für Sie genau das Richtige.

> Ich informiere Sie – und Sie bestimmen dann Ihr Ziel.

Mein Tipp: Lesen Sie das Buch zu Ende! Natürlich liefere ich Ihnen einen genauen Vorbereitungsplan und eine genaue Routenplanung und bin während der Besteigung Ihr B-E-R-G-Führer. Ich kann Ihnen allerdings nur den Weg zeigen, gehen müssen Sie ihn selbst. Ich gehe gern vorweg und ziehe eine Spur, damit Sie es leichter haben, in der Spur zu bleiben. Gelingt es mir, Sie von dem Konzept zu überzeugen, dann wird es Ihr Leben grundlegend verändern und es wird Sie ab sofort begleiten, begeistern und Sie werden Tag für Tag mehr davon profitieren. In vielen Bereichen des Lebens werden Sie Veränderungen feststellen, erst unbewusst und dann bewusst.

- Sie werden feststellen, dass Sie und Ihre Einstellungen sich verändern.
- Sie werden feststellen, dass Ihr Körper sich verändern wird.
- Sie werden körperlich und seelisch stärker und jeden Tag sicherer.
- Sie werden sich jeden Tag wohler in Ihrem Körper fühlen.

Das muss das Ziel sein: mehr Sicherheit in sich, mehr Frieden, mehr Zufriedenheit mit sich, mehr Wohlbefinden. Mentale Stärke ist in unserer heutigen Zeit ein absolutes Muss. Ein gesundes

Wissen über den eigenen Körper und die grundlegenden Zusammenhänge der Ernährung und Medizin helfen dabei, lange vital und fit zu bleiben.

Eine gute Figur ist das Nebenprodukt eines gesunden Lebensstils.

Sie sehen, ich rede hier nicht von Abnehmen und von Figur, denn das ist hier absolute Nebensache. Das bedeutet, die Figur wird sich unweigerlich von allein verbessern, wenn der Körper wieder das tut, was er tun soll, nämlich funktionieren. Am Ende dieses Buches halten Sie das komplette Rüstzeug in der Hand, um Ihren Körper einmal komplett generalzuüberholen, ihn neu zu starten und dann mit Vollgas durchzustarten. Das muss und wird das Ziel sein: ein funktionierender Körper und Geist.

Der menschliche Körper ist eine hochkomplexe Maschine. Wir haben einen Motor (das Herz), eine Steuereinheit (das Hirn), ein Energie- und Abgassystem (unser Magen-Darm-Trakt) sowie ein Kühl- und Energiesystem (unser Lymphsystem und das Blut). Bringen wir dieses System auf eine bestimmte Frequenz, dann läuft diese Maschine perfekt. Reparaturen, Aufbauarbeiten, Leistungsfähigkeit und Zufriedenheit sind die Folge. Sie werden im Laufe dieses Buches erleben, wie diese einzelnen Zahnräder ineinandergreifen und ein perfektes Zusammenspiel zeigen.

Dieses Buch ist nichts für Menschen, die denken: „Das kann nicht sein, das habe ich schon immer so gemacht!" oder: „Das kann nicht sein, das hätte doch schon vorher einer erkennen müssen!" Nein, dieses Buch ist für Pioniere. Für Menschen, die neue Wege gehen wollen, denn die alten Wege haben krank, dick oder faul und müde gemacht. Dieses Programm wurde bereits von vielen Menschen erfolgreich und begeistert absolviert, und ich könnte dieses Buch mit Tausenden von Erfolgsgeschichten und -berichten füllen, aber das möchte ich nicht. Ich möchte, dass Sie Ihre eigenen Erfahrungen machen. Dass Sie selbst spüren, wie und wann und wo Ihr Körper sich verändert.

Der B-E-R-G – einzigartig ganzheitlich

Das Interesse an der eigenen Gesundheit war noch nie so groß wie heute. Der Mensch sehnt sich nach einem langen, schmerz- und beschwerdefreien Leben. Er ist auch bereit, dafür etwas zu tun und aktiv zu werden, weil er nach 40 Jahren Arbeitsleben nicht bewegungseingeschränkt in der Ecke sitzen und auf den Tod warten möchte. Es kristallisiert sich mittlerweile sehr deutlich heraus, dass wir mehr von unserem Leben erwarten als nur Schule, Arbeit, Rente, Tod. Der Mensch bekommt ein anderes Verständnis für sich und seinen Lebensabend. Er möchte frei, unabhängig, leistungsfähig und agil sein, und das bis ins hohe Alter. Aus meiner Sicht völlig verständlich und logisch, denn wer möchte schon sein ganzes Leben buckeln und dann direkt in die Kiste springen? Es vollzieht sich langsam ein grundlegendes Umdenken. Der Mensch erkennt, dass sein Leben in vielen Fällen durch Medizin gerettet werden kann, er möchte sich aber nicht ausschließlich darauf verlassen, sondern pro-aktiv werden und es selbst beeinflussen. Das Verlangen nach Selbstbestimmung über die eigene Gesundheit wird immer größer.

Dank moderner Forschung und moderner Medien stehen uns viele Informationen und Möglichkeiten zur Verfügung, um unsere Gesundheit selbst in die Hand zu nehmen.

Leider gibt es mittlerweile einen Informationsdschungel, der so undurchsichtig ist, dass es einem Laien extrem schwerfällt, das Gute vom weniger Guten zu unterscheiden. Unzählige Gesundheitskonzepte, Abnehm-, Trainings- und Ernährungsprogramme sowie Philosophien machen es fast unmöglich, einen Weg dauerhaft zu verfolgen. Leider gilt auch (oder gerade) in diesem Sektor: Wer am lautesten brüllt, der hat Recht. Übersetzt heißt das, wer am meisten Geld für Marketing und Promotion hat, der bekommt den größten Zuspruch. Viele Menschen fallen gern auf solche „Marktschreier“ herein, die ihnen alles versprechen. Stellt sich aber der erwartete Nutzen nicht ein, dann wird der Misserfolg sehr schnell unter den Tisch gekehrt und man will gar nicht mehr wahrhaben, dass man an so was jemals geglaubt und dabei mitgemacht hat. So gibt es unzählige Programme, die immer wieder nach demselben Schema ablaufen: Werbung sehen, Konzept kaufen, kurz tun, abbrechen, schweigen und neues Konzept suchen. Ich arbeite seit über 30 Jahren in dieser Branche und es ist kein Umdenken in diesem Kreislauf zu erkennen. Der Wunsch des Menschen, nichts zu tun, außer etwas zu kaufen, es zu nehmen und dadurch gesund und schlank zu werden, ist so groß, dass es immer wieder aufs Neue funktioniert, obwohl man eigentlich genau weiß, dass man wieder nur Geld aus dem Fenster wirft.

Gesundheit ist kein Grundrecht. Sie muss verstanden und erarbeitet und somit verdient werden.

Warum schreibe ich das alles? Ich möchte, dass Sie so früh wie möglich erkennen, dass das Konzept, was Sie in den Händen halten, anders ist. Hier geht es nicht um einzelne Teile Ihrer Gesundheit oder Ihres Körpers – der B-E-R-G ist ganzheitlich. Ein Ansatz, der alle Aspekte der Gesundheit berücksichtigt. Es wird in dieser Welt immer schwieriger, ein gutes Konzept zu erkennen und für sich zu nutzen. Insbesondere, wenn viele andere Programme das gleiche Ergebnis versprechen, nur ohne Aufwand und Anstrengung – und genau da möchte ich das erste Mal an Ihre Logik appellieren. Glauben Sie nicht auch, dass alle Menschen gesund, schlank und fit wären, wenn es so einfach wäre? Glauben Sie mir, Sie sind nicht als Einziger faul und träge und nicht nur bei Ihnen scheitern die Diäten. Nein, bei niemandem funktionieren Diäten. Absolut bei niemandem, nur redet keiner darüber.

Die vier elementaren Pfeiler der Gesundheit

Die B-E-R-G-Formel verdeutlicht den Kreislauf der Gesundheit, sie gibt Ansätze und Hilfestellungen, um aktiv etwas für sich und seine Gesundheit zu tun. Wer sich mit dem Thema auseinandersetzt, wird unweigerlich auf die B-E-R-G-Formel stoßen. Der wird nicht umhinkommen zu sehen, dass es vier elementare Pfeiler gibt, die für die Gesundheit unabdingbar sind: Bewegung, Ernährung, Regeneration und Geist. Dabei ist es für den Reisenden völlig egal, mit welchem der vier Pfeiler er beginnt. Er landet unweigerlich bei allen vieren, da es sich um einen Kreislauf handelt.

Jeder, der sich mit sich und der menschlichen Gesundheit beschäftigt, kommt früher oder später zu dem Ergebnis, dass es ein großes Zusammenspiel vieler Faktoren ist, die das Leben positiv verändern. Beim B-E-R-G handelt es sich nicht um ein Programm, das auf eine bestimmte Zeit begrenzt ist; es ist eher eine Art Lebenseinstellung, Lebensphilosophie. Das bedeutet aber nicht, dass man alles immer und stringent einhalten und nach festen Regeln leben muss. Dieses Konzept informiert und vermittelt Grundwerte, Grundeinstellungen und Verhaltensansätze, die sich – wenn man sie umsetzt – nachhaltig positiv auf alle Lebensbereiche auswirken. Dieses Programm führt zu Selbstständigkeit sowie eigenständigem Handeln und Denken in einem definierten Gesundheitsrahmen. Die eigene Gesundheit rückt in den Mittelpunkt und ein Grundverständnis der B-E-R-G-Formel hilft dabei, sich immer wieder zu orientieren und die Fragen des Alltags einfach und schnell zu beantworten. Wer einmal verstanden hat, wie Gesundheit funktioniert, der ist für alle Zeiten gut gerüstet. Das muss das Ziel eines guten Reiseführers sein: seine Reisenden vorzubereiten und sie sicher zu ihrem Ziel zu bringen. Anschließend sollten die Reisenden in der Lage sein, das Erlebte wiederzugeben und eigenverantwortlich weiterzureisen.

> **Das B-E-R-G-Konzept vermittelt Verhaltensansätze, die sich nachhaltig positiv auf alle Lebensbereiche auswirken.**

Der komplexe Kreislauf der Gesundheit

Ja, es ist eine Reise, und wie allseits bekannt, beginnt jede Reise mit dem ersten Schritt. In diesem Fall stimmt das aber nicht ganz. Bevor Sie auf diese Reise gehen, sollten Sie sich physisch und mental darauf vorbereiten. Sie sollten sich klarmachen, was Sie wollen und wo das Ziel Ihrer Reise liegt. Nur wer seine Ziele klar definiert und sie sich vor Augen hält, wird sie auch erreichen. Für die Reise, die in diesem Buch beschrieben wird, ist das Ziel das Erschaffen eines Grundverständnisses dafür, wie Gesundheit und

Zufriedenheit miteinander zusammenhängen. Es wird Ihnen leichter fallen, wenn Sie das Buch zuerst zu Ende lesen, bevor Sie sich über ein konkretes Ziel Gedanken machen, da Sie dann besser einschätzen können, was möglich ist und wieviel man dafür einsetzen muss.

> Sie werden kein anderes Konzept dieser Art finden, das Ihnen so einfach und verständlich die wichtigsten Zusammenhänge des menschlichen Körpers sowie der Psyche zeigt.

Dieses Buch, diese Formel erschafft nicht nur ein Grundverständnis für die komplexen Zusammenhänge des Körpers, sondern sie stellt auch einen kompletten Leitfaden dar, der Ihnen sehr detailliert zeigt, wie man dieses Grundverständnis Schritt für Schritt in die Tat umsetzt.

Sie halten gerade 30 Jahre Wissen, Erfahrung und Praxis in den Händen. Es ist keine große Kunst, jemandem einen Ernährungsplan, eine Diät oder einen Trainingsplan für mehr Kraft oder weniger Schmerzen aufzustellen – ohne diese Leistung schmälern zu wollen –, aber es erfordert einfach ein globales Verständnis aller Zusammenhänge, um langfristig und dauerhaft hochmotiviert an sich zu arbeiten. Jeder hat in seinem Leben schon mal fünf Kilo abnehmen wollen und das auch irgendwie geschafft. Nur das Erreichte zu halten, das gelingt den wenigsten, vor allem nicht über Jahrzehnte hinweg, denn dazu gehört einfach mehr als nur Disziplin. Es gibt ausreichend Menschen, die kurzzeitig wegen Beschwerden und Schmerzen zur Physiotherapie oder ins Fitnessstudio gehen, nur dauerhaft trainieren die wenigsten. Für mich ist das absolut verständlich und nachvollziehbar, denn es erfordert Disziplin, Willensstärke und harte Arbeit, am Ball zu bleiben, und das bei abnehmender Energie bzw. schwindender Motivation und Leistungsfähigkeit.

Wie man genau das verhindert, wie man lernt, motiviert zu bleiben, voller Energie, voller Tatendrang, voller Lust und Freude, das erfahren Sie hier. Sie werden am Ende sagen: „Warum hat mir das noch nie einer erzählt? Es ist doch alles so logisch!" Ja, das ist es. Aber ich kann Ihnen verraten, dass es nicht einfach ist! Es hat mich 30 Jahre Studium verschiedenster Fachrichtungen und das eigenständige Erarbeiten in der Praxis gekostet, um diese nun scheinbar einfachen Zusammenhänge zusammenzubauen. Auch mein Weg war und ist kein einfacher und es kostet auch mich jeden Tag aufs Neue Energie und Überzeugungsarbeit, um mich selbst immer wieder zu fokussieren. Wenn man aber über das entsprechende Wissen verfügt, dann ist die Umsetzung viel einfacher und mit Freude verbunden. Mit dem heutigen Wissen wären mir viele Dinge in der Vergangenheit erspart geblieben, aber es nutzt weder mir noch Ihnen etwas, wenn man sich im Nachhinein darüber ärgert. Es ist, wie es ist, und jetzt zählt, dass man neue Erkenntnisse umsetzt und die Zukunft verändert, denn eines ist ganz klar: Die Zukunft ist noch nicht geschrieben! Die können wir ab sofort neu schreiben und selbst in die Hand nehmen.

> Auch mein Weg war und ist kein einfacher und es kostet auch mich jeden Tag aufs Neue Energie.

Was ist denn nun so neu an diesem Konzept? Was gibt es, was noch nie dagewesen sein soll? Das beantworte ich Ihnen gerne: Der B-E-R-G ist ein Kreislauf, dessen Bestandteile sich untereinander bedingen und der, wenn er gelebt wird, einen unfassbar großen Motor mit hoher Leistung in einer tollen Maschine (Ihrem Körper) ergibt. Läuft dieser Kreislauf rund, sind unser Körper und unser Geist zu viel mehr imstande, als wir uns vorstellen können. Wir müssen nur versuchen, dieses System in Einklang zu bringen. Die große Herausforderung bei diesem Konzept liegt darin, einen allgemeingültigen Ansatz zu finden, der für jeden passt. Das funktioniert in bestimmten Bereichen sehr gut, aber ich werde Ihnen auch zeigen, wie Sie den einen oder anderen Teil individuell an Ihre Situation und Bedürfnisse anpassen können.

Bewegung – setzt wichtige Produktionsprozesse in Gang

Eigentlich selbstverständlich. Jeder kennt es, jeder weiß es, aber keiner kann erklären, warum genau Bewegung so wichtig ist. Jeder denkt, sie ist gut fürs Herz und gut für die Figur. Klar, ist sie auch. Nur warum? Was steckt hinter der Bewegung und wieso ist sie lebensnotwendig? Ohne Bewegung würden Sie sehr schnell sterben, je nach Allgemeinzustand plus/minus 30 Tage. Todesursache? Multiples Organ- und Herzversagen. Warum? Ganz einfach: Ihr Herz braucht Impulse. Es muss aktiviert werden, und das geschieht über unsere Steuerzentrale, das Gehirn, das wiederum auf Bewegung reagiert. Die Bewegung unseres Körpers signalisiert dem Herzen, dass es Blut pumpen muss. Ohne Bewegung gibt es demnach irgendwann keinen Herzschlag mehr, da die Impulse fehlen. So einfach ist das. Nicht umsonst müssen Komapatienten beatmet und täglich bewegt werden.

Wir müssen uns bewegen, damit das Herz den Impuls zum Pumpen bekommt.

Und was hat das nun mit der Gesundheit zu tun? Bewegung fördert die Durchblutung, den Stoffwechsel sowie die Grob- und Feinmotorik und somit hat sie direkte Auswirkungen auf unser Gehirn. Die Bewegung sorgt für mehr Sauerstoff im Blut, mehr Sauerstoff bedeutet eine bessere Zellversorgung. Blut und Sauerstoff zirkulieren besser im Körper und versorgen somit die Körperzellen mit allem, was für sie notwendig ist. Bewegen wir uns nicht, kann das zu Durchblutungsstörungen führen. Blutdruck-, Herz-, Organprobleme und vieles mehr kann die Folge sein. Bewegung macht aber noch viel mehr, als nur eine gute Zellversorgung und Durchblutung zu fördern. Durch Bewegung werden Produktionsprozesse in Gang gesetzt, die unser Körper braucht. Es werden hormonelle Prozesse, Wachstumsprozesse und Zellerhaltungsprozesse aktiviert und angestoßen. Ohne Bewegung ist der Körper in einem sogenannten katabolen Zustand, und das bedeutet Abbau. Den gilt es zu vermeiden, wenn wir ein langes und gesundes Leben führen möchten.

Ernährung – gesunde Zellen für ein gesundes Leben

Es gibt kaum eine Ernährungsform, die nicht von sich behauptet, die einzig wahre zu sein.

Nirgends gibt es so viele Mythen und Ammenmärchen wie im Ernährungsbereich, und jeder proklamiert für sich, die Wahrheit zu kennen. Von Bio über Veganismus oder Pescetarismus bis hin zum „Fleischfresser“: Es gibt kaum eine Ernährungsform, die nicht von sich behauptet, die einzig wahre zu sein. Ich betrachte das alles aus einer ganz anderen Perspektive. Ich schaue mir an, was der Körper wirklich braucht. Dabei gehe ich noch ein Stück weiter und achte nicht nur darauf, was der Körper braucht, sondern definiere außerdem, was die Zellen brauchen, und das machen die meisten der bekannten Ernährungsformen nicht. Sie beschränken sich auf die Makronährstoffe (Kohlenhydrate, Eiweiße und Fette) und legen ihren Fokus auf die Hauptbestandteile der Nahrung. Vom Ansatz her nicht unbedingt falsch. Auch Themen wie Umweltschutz, Tierschutz, Gesundheit und ein gesundes Gewicht haben alle ihre Richtigkeit und Wertigkeit.

Aber was nutzt es mir, wenn ich mich nachhaltig und ausgewogen ernähre (nach der eigenen Auffassung oder dem eigenen Eindruck), aber nicht alle Nährstoffe an meinen Körper liefere und auch nicht in der richtigen Menge? Dann ist es zwar schön, dass ich die Umwelt und die Tiere geschützt habe, aber meine Zellen schütze ich dadurch nicht. Verstehen Sie mich bitte nicht falsch! Alles hat seine Wertigkeit, aber in erster Linie muss Ihre Gesundheit im Vordergrund stehen. Nur wenn Sie fit und gesund sind, können Sie aktiv etwas für den Umwelt- und Tierschutz tun, und zwar nicht nur in Bezug auf Essen bzw. Ihre Essenauswahl. Deshalb beziehe ich auch Mikronährstoffe wie Vitamine, Mineralstoffe und Spurenelemente in mein Konzept mit ein und zeige Ihnen hier sehr genau, worauf es ankommt und auf was Sie achten müssen. Ganz egal, welche Ernährungsform Sie momentan praktizieren. Ich verlange nicht, dass Sie sich vom Vegetarismus abwenden, auf gar keinen Fall! Hier erfahren Sie, was der Körper tatsächlich braucht, wie und über welche Quelle ist schlussendlich egal. Sie werden sehen.

Ich muss Sie allerdings enttäuschen, wenn Sie denken, dass das hier ein Abnehmkonzept ist oder Sie mit diesem Ratgeber schnell Pfunde verlieren. Hier stehen Leistungsfähigkeit, Energie, Freude, Zufriedenheit und Gesundheit im Vordergrund, und dafür ist die richtige Nährstoffversorgung unerlässlich. Wer sich

Wenn der Körper nicht das bekommt, was er braucht, dann schaltet er einfach ein paar Zentren ab, um Energie zu sparen.

nicht richtig ernährt, der hat keine Energie. Antriebslosigkeit, Lustlosigkeit, Schlappheit und Niedergeschlagenheit sind andere mögliche Folgen von unausgewogener Ernährung. Man schiebt solche Symptome schnell in Richtung Psychosomatik und Burnout oder auf den normalen Alterungsprozess, dabei liegt die wahre Ursache in den meisten Fällen in nährstoffarmer Ernährung und einem zu hohen (stressbedingten) Verbrauch an Nährstoffen, der nicht adäquat wieder aufgefüllt wird. Wenn Sie einen Benzinmotor mit Diesel tanken, dann geht das Auto kaputt und fährt nicht mehr richtig. Wenn Sie in einem Auto mit fast leerem Tank unterwegs sind, dann überkommt Sie jedes Mal ein mulmiges Gefühl, wenn Sie aufs Gaspedal treten: Reicht der Sprit noch, um ans Ziel zu kommen? Genauso ist es auch mit Ihrem Körper, nur dass hierbei keine Gedanken in Ihrem Kopf ausgelöst werden, sondern es passiert etwas in Ihrem Unterbewusstsein und Ihr Körper übernimmt von sich aus die Kontrolle über Ihren Energiehaushalt.

Ihr Körper funktioniert am besten mit einer ganzheitlichen, auf die Zellen ausgerichteten Ernährungsweise. Wie ich Ihnen im Kapitel „Ganzheitliche Ernährung“ ab Seite 46 noch darlegen werde, liegt die Problematik darin, dass wir nicht zu 100 Prozent wissen, was der Körper braucht. Ich kann Ihnen Anhaltspunkte und eine ungefähre Vorstellung liefern, aber eines muss ganz klar sein: Unser Körper ist eine laufende Maschine, die einen variablen Verbrauch hat. Ein stehendes Auto verbraucht beispielsweise sehr wenig Sprit, ein Auto bei konstantem Tempo auf der Landstraße hat einen moderaten Spritverbrauch, und ein Auto auf der Überholspur im Vollgasmodus verbraucht sehr viel Sprit. Ich hoffe, die Analogie wird klar: Jeder Mensch ist anders. Jeder Mensch schläft, isst, trinkt, arbeitet und lebt anders und hat ein eigenes Verständnis von Belastbarkeit und Belastung. Jeder Mensch hat unterschiedliche Wahrnehmungen von Stress und jeder ist unterschiedlichen äußeren Faktoren ausgesetzt. Jeder kommt mit

Das Verhältnis von Verbrauch und Bedarf verändert sich stetig und hängt von unterschiedlichen Faktoren ab.

anderen Voraussetzungen auf diese Welt, weshalb es keine einheitliche Empfehlung für die Nährstoffzufuhr geben kann. Sie ist abhängig vom Lebensstil, den inneren und äußeren Umständen sowie der allgemeinen Belastung. Hinzu kommt, dass jeder Tag anders verläuft, ebenso wie jede Nacht. Wir haben Zeiten, in denen sind wir entspannt, und solche, in denen sind wir gestresst. Es gibt Momente, in denen sind wir glücklich und Augenblicke, in denen sind wir unglücklich. Unser Nährstoffverbrauch variiert somit andauernd, und dennoch braucht der Körper jeden Tag alle (!) Nährstoffe, damit auch alle Körperfunktionen zu 100 Prozent laufen.

Ernährung ist viel mehr als nur Essen. Ernährung ist einer der Grundpfeiler der Gesundheit sowie eines gesunden und intakten Immunsystems. Sie werden erkennen, dass wir nicht umhinkommen, uns ausgiebig mit dem Thema zu beschäftigen, wenn wir wirklich gesund, fit und alt werden wollen.

Regeneration – Power und Ruhe in Balance

Das Thema Life-Balance gewinnt immer mehr an Bedeutung. Es geht um Entspannung, Erholung und Ruhe. Die meisten wissen, dass sie Stress reduzieren und öfter mal zur Ruhe kommen müssten. Leider scheitert es immer an der Umsetzung. Erst wenn die ersten „Ausfallerscheinungen“ auftreten, denken wir darüber nach, es etwas langsamer angehen zu lassen; oftmals erst, wenn es eigentlich schon zu spät ist. Das ist meist in der Tatsache begründet, dass man denkt, Regeneration, Ruhe und Erholung seien zeitintensive Angelegenheiten. Sind sie aber im Grunde gar nicht. Man kann immer und überall etwas für seine Seele und die persönliche Entspannung und Erholung tun. Unsere Atmung beispielsweise versorgt den Körper mit Sauerstoff, der nicht nur eine lebensnotwendige Funktion hat, sondern außerdem für unendlich viele Regenerationsprozesse verantwortlich ist. Von der schnelleren Heilung über eine Verbesserung des Blutdrucks bis

> „In der Ruhe liegt die Kraft!“ – Konfuzius

hin zu tieferem Schlaf, von der stressabbauenden Wirkung ganz zu schweigen. Zu verstehen, dass der unterbewusste Prozess der Atmung eine wesentliche Auswirkung auf unsere Gesundheit hat, macht bereits vieles einfacher.

Die bewusste Wahrnehmung des eigenen Körpers bleibt leider häufig auf der Strecke. Der Mensch ist ein Gewohnheitstier und gewöhnt sich sehr schnell an unangenehme Dinge wie Schmerzen. Er verdrängt gern und ignoriert die Symptome, was dann zur Folge hat, dass im Unterbewusstsein Unruhe entsteht. Das kann man sich wie ein kleines loderndes Feuer vorstellen, das vor sich hin schwelt und den Geist permanent mit negativen Impulsen belastet. Der moderne Mensch ist mittlerweile schon so gepolt, dass er diesen Schwelbrand gekonnt ignoriert und ihn erst dann wahrnimmt, wenn daraus ein Flächenbrand geworden ist. Das Schärfen der Selbstwahrnehmung, nicht nur auf psychischer, sondern eben auch auf körperlicher Ebene ist von elementarer Bedeutung für die aktive Erhaltung unserer Gesundheit. Nur wenn wir ein Gefühl für unseren Körper und seine Bedürfnisse entwickeln, können wir innehalten und heilen. Wir brauchen Ruhe und Erholung für Reparaturprozesse, Wiederaufbau und Zellerneuerung. Ohne diese Ruhe sind Zelltod und Alterungsprozesse unausweichlich. Wenn Sie mehr darüber wissen möchten, wie Sie Ihr biologisches Alter senken können, dann kann ich Ihnen mein Buch *Das 5-Minuten-Body-Anti-Aging-Programm* nur wärmstens ans Herz legen. Da erfahren Sie noch viel mehr über Zellen und den Alterungsprozess.

Die Wahrnehmung der eigenen Verfassung ist der erste Schritt der Gesundung und Gesundheitserhaltung.

Die Wahrnehmung der eigenen Situation und der eigenen Verfassung ist also der erste Schritt der Gesundung und Gesundheitserhaltung. Nur wenn wir erkennen, was mit uns geschieht, sind wir in der Lage, aktiv etwas zu tun. Probleme zu ignorieren bringt in den wenigsten Fällen etwas. Wie immens die Auswirkungen der Psyche und der Gedanken auf die Gesundheit sind, kann man an einem simplen Beispiel erkennen, das jeder schon mal erlebt hat: Der Gedanke „Mist, ich werde bestimmt krank!“ reicht meist schon aus, um am nächsten Morgen mit einer verstopften Nase aufzuwachen. Jeder von uns kennt außerdem das Gefühl, Bäume ausreißen zu können, wenn wir verliebt sind. Unsere Gedanken und Gefühle haben einen massiven Einfluss auf unsere Gesundheit und unseren Energiehaushalt.

Eine Hauptauswirkung unserer Gedanken bezieht sich auf einen der wichtigsten Bereiche unseres Körpers und des Immunsystems, nämlich unseren Hormonstatus. Denken wir positiv, aktivieren wir positive Hormone in uns, die unsere Abwehr stärken und uns Energie geben. Haben wir negative Gedanken, führt das zu einem Überschuss an negativen Hormonen. Das bekannteste negative Hormon ist das Stresshormon Cortisol, das extrem negative Auswirkungen auf unser ganzes System hat, wenn es in zu hohen Dosen und dauerhaft im Blut vorkommt. Aus diesem Grund ist es so wichtig, dass wir lernen, unsere Gedanken und Hormone zu kontrollieren. Zumindest wäre ein Grundverständnis über die Macht unserer Gedanken von großem Vorteil, denn das erspart einem viele Nerven und bringt einen Aufschwung in unser persönliches Gesundheitssystem.

Wer auf seinen Körper hört und die Regeneration lebt, wird feststellen, dass es ihm von Tag zu Tag besser geht: mehr Ausgeglichenheit, mehr Ruhe, mehr innerer Frieden, mehr Energie, mehr Lust, mehr Positivität. An erster Stelle muss das Mindset stehen. Aus meiner langjährigen Erfahrung weiß ich, dass der Mensch langfristig und dauerhaft nur Dinge macht, von denen er überzeugt ist, von denen er weiß, dass sie funktionieren und dass sie ihm guttun. Deshalb ist der folgende, letzte Pfeiler eigentlich der Hauptbaustein des Gesundheitskonstrukts.

Achte auf deine Gedanken, denn sie werden Worte.
Achte auf deine Worte, denn sie werden Handlungen.
Achte auf deine Handlungen, denn sie werden Gewohnheiten.
Talmud

Geist – Wissen ist Gesundheit

Der Geist muss überzeugt sein von dem, was wir tun. Das gelingt nur, wenn er ausreichend Informationen und Erfahrungen gesammelt hat, um eine Entscheidung zu treffen. Mein Hauptziel für dieses Buch ist es, Ihnen anwendbares Wissen zu vermitteln, um Ihren Geist anzuregen. Machen Sie sich bitte Folgendes bewusst: Das Wissen um die eigene Gesundheit und die eigene Psyche ist unbezahlbar! Die Erkenntnisse, die Ihnen dieses Buch liefert, können Ihnen sehr viel Wartezeit bei Arzt ersparen. Diese Investition in sich und Ihren Körper wird Ihnen Lebenszeit schenken und für Wohlbefinden sorgen.

Allein die Tatsache, dass wir durch Wahrnehmungstraining viel bewusster leben und genießen, ist mit Geld nicht zu bezahlen. Viele Menschen hetzen durch den Tag, ohne wirklich zu leben. Hektik und Stress, jahrein, jahraus. Das Ergebnis: Sie waren zwar anwesend auf diesem Planeten, haben aber nichts daraus gemacht. All das macht die B-E-R-G-Formel so besonders: das Wissen sowie das Wahrnehmen des eigenen Körpers, gefolgt vom Umsetzen und Leben. Ich sage nicht umsonst, dass dieses Programm Ihr Leben verändert. Es wird Sie, Ihre Gedankenwelt und Ihre Wahrnehmung nachhaltig und dauerhaft beeinflussen. Sie werden bewusster essen, sich bewusster bewegen und vor allem bewusster denken. Ihr neues Wissen wird Sie motivieren und beflügeln, es wird Ihnen Halt und Zuversicht geben.

Ich hoffe, es ist mir bisher gelungen, Sie neugierig zu machen auf das, was ich für Sie vorbereitet habe. Was ich mir für Sie wünsche ist, dass Sie Ihren Geist immer offen halten für neue Informationen und neue Blickwinkel, denn der Mensch lernt nie aus –

auch ich nicht. Wir entwickeln uns und unser Wissen stetig weiter. Was Sie hier lesen ist der neueste Stand der Gesundheitsmedizin, wenn nicht sogar ein Stück Zukunft. Die B-E-R-G-Formel ist viel mehr als ein Bewegungskonzept mit ein bisschen Ernährung und Atmen; sie ist eine ganzheitliche Betrachtung und Behandlung des Körpers und des Geistes. Im Endeffekt sorgen wir dafür, dass der Körper das bekommt, was er zur Heilung, zur Leistungserbringung und zum Glücklichsein braucht.

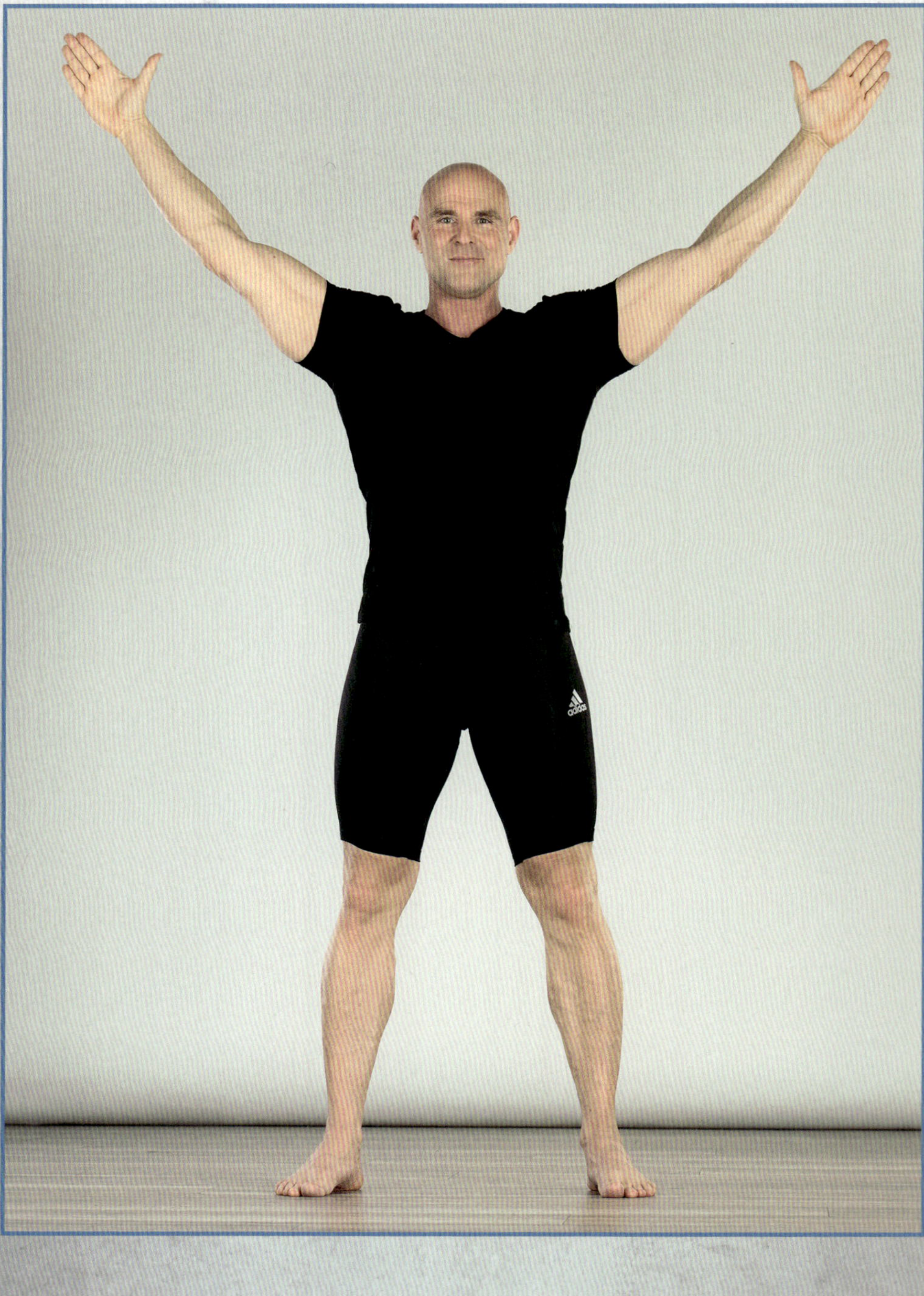

BEWEGUNG

Die Bewegung, die Sie bei der B-E-R-G-Formel erwartet, setzt sich aus zwei Teilen zusammen: einem Kräftigungsteil und einem Ausdauerteil. In diesem Kapitel erfahren Sie, was der Unterschied zwischen Muskel- und Herz-Kreislauf-Training ist, welche positiven Auswirkungen die jeweilige Trainingsform auf Ihren Körper hat und welche Vorteile eine Kombination beider Bewegungsformen bringt. Zudem kläre ich Sie über häufige Fehler auf, die extrem negative Effekte auf Ihre Gesundheit haben können.

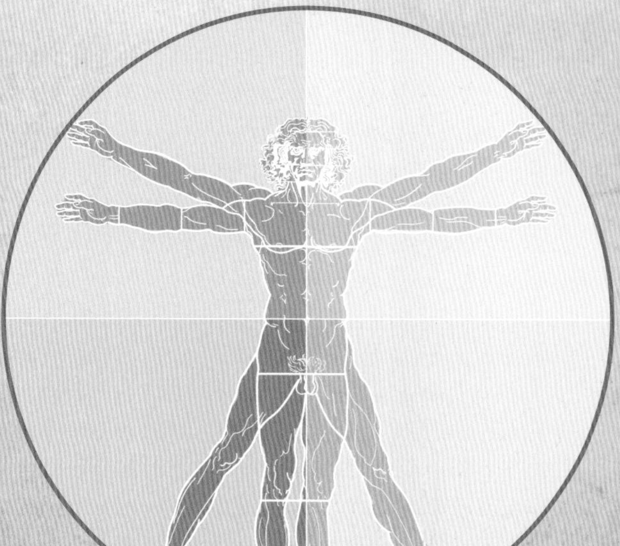

Bewegung soll Spaß machen

Bewegung: für mich die normalste Sache der Welt, für viele Menschen ein notwendiges Übel. Das kann ich verstehen, denn in den meisten Fällen macht Bewegung einfach keinen Spaß. Sie ist anstrengend, schweißtreibend und mit Schmerzen verbunden, sie kostet Zeit und der Output ist oft nicht sonderlich groß – dafür, dass man sich stundenlang abmüht. Aus diesem Grund machen wir das hier anders!

Warum Bewegung aus dem Kreislauf der Gesundheit nicht wegzudenken ist, habe ich bereits im vorigen Kapitel ein wenig ausgeführt. Hier möchte ich nun mehr Details dazu liefern und vor allem erklären, warum wir was und in welcher Intensität und Dauer tun. Ich weiß nicht, ob Ihnen schon aufgefallen ist, dass ich nicht von Sport spreche, da ich weiß, dass das Wort „Sport" bei vielen eine andere Reaktion auslöst als das Wort „Bewegung". Bei Sport denkt der Großteil der Bevölkerung an Profisport, Höchstleistung und maximale Anstrengung. Alles Begriffe, die eine sofortige Wirkung auf den Normalbürger haben, und zwar Ablehnung. Bewegung hingegen ist etwas neutraler, und jeder weiß, dass Bewegung guttut. Es kommt eben darauf an, wie man was macht, und da komme ich ins Spiel.

> Egal, was Sie tun, haben Sie Spaß dabei!

Eines vorweg: Egal, was Sie tun, haben Sie Spaß dabei! Das muss die Grundvoraussetzung sein. Wenn Sie die Bewegung nicht genießen, werden Sie sie nicht dauerhaft in Ihr Leben integrieren können. Das ist wie ein Arbeitsplatz, der Sie nur nervt und Energie kostet. Da entschädigt auch irgendwann das Geld nicht mehr für die Anstrengung. Ebenso ist es mit der Bewegung: Haben Sie keinen Spaß daran, dann ist der positive Nutzen irgendwann nicht mehr ausreichend groß, um die negativen Gedanken und Emotionen zu kompensieren. Aus diesem Grund werde ich alles dafür tun, den Spaß und die Freude an der Bewegung zu fördern. Ich gebe Ihnen während unseres Onlinetrainings Hinweise und Tipps für den Alltag oder erzähle lustige Dinge, die Sie ablenken, wenn es mal etwas anstrengender wird. Keine Sorge, die medizinische Korrektheit und der sportmedizinische Nutzen der Übungen werden dadurch nicht beeinflusst. Es geht nur darum, dass die Zeit kurzweilig und abwechslungsreich ist und Sie Freude an den Übungen haben, denn nur dann werden wir es schaffen, dass Sie sich regelmäßig bewegen.

Herz-Kreislauf-Training

Wichtig ist zunächst, dass beim Herz-Kreislauf-Training bzw. Ausdauertraining das Blut von zu viel Zucker und Fett befreit wird. Einer der aus meiner Sicht wichtigsten Punkte der regelmäßigen Bewegung ist, dass wir unserem Gefäßsystem einen Impuls geben und dafür sorgen, dass die Durchblutung erhöht wird. Warum ist das so wichtig? Unser Gefäßsystem, unsere Arterien, Adern und Kapillare bestehen aus einer sogenannten kollagenen Gewebsstruktur. Das sind im Prinzip Schläuche, die aus Eiweißfäden bestehen. Diese Eiweißfäden bilden eine Zellstruktur, die im Inneren Flüssigkeit enthält, die für die Elastizität des Gewebes sorgt. Sie hält das Gewebe geschmeidig und dehnbar.

Wir müssen durch regelmäßige Bewegung dafür sorgen, dass sich dieses Gewebe permanent ausdehnt und zusammenzieht, sonst wird es starr. Zudem ist es wichtig, dass das Gewebe feucht gehalten wird, sonst vertrocknet es und verliert seine Elastizität. Was bedeutet das konkret? Ganz einfach: Bewegen wir uns nicht und trinken wir zu wenig, verliert unser Gefäßsystem die Fähigkeit, sich bei Belastung auszudehnen und bei Entspannung zusammenzuziehen. Bluthochdruck oder zu niedriger Blutdruck sind die Folge, Bewegung ist in beiden Fällen die beste Medizin.

> Gefäße können sich selbst reparieren. Dies dauert in der Regel bis zu drei Jahre.

Mit dem Herz-Kreislauf-Training regen wir zudem die Mikrozirkulation an, die Sauerstoff und Nährstoffe in alle Zellen transportiert, also bis in die kleinste Membran. Darauf kommt es an und das gelingt uns durch Regenerations- und Fettstoffwechseltraining sowie in den unteren Bereichen der Grundlagenausdauer. Lassen wir das Blut zu schnell pumpen bzw. fließen, kann weder ein richtiger Gasaustausch in der Lunge stattfinden noch kann der im Blut enthaltene Sauerstoff in die Zellen übergehen.

Wenn Sie am Thema Fettverbrennung und Gefäßtraining interessiert sind, dann sollten Sie zudem wissen, dass dies in niedrigen Pulsbereichen stattfindet. Fett verbrennt durch viel Sauerstoff im Blut und mithilfe von Kohlenhydraten. Das schiebe ich hier ein, damit Sie erkennen, wie sich die einzelnen Pfeiler der

Herzgesund mit der B-E-R-G-Formel

Das Herz ist der wichtigste Muskel in Ihrem Körper. Das Problem an diesem Muskel ist, dass er abbaut und schwächer wird, wenn man ihn nicht trainiert, und er bei zu viel Training leider kein Warnsignal geben kann, wie zum Beispiel einen Muskelkater. Deshalb ist es so wichtig, dass man versteht, wie er funktioniert und warum man so auf ihn aufpassen muss, denn wir können zwar Gelenke austauschen, aber die Transplantation von Organen ist nicht ganz ungefährlich.

Der Herzschlag wird massiv von unseren Gedanken und Nerven beeinflusst. Sind wir gestresst, sendet der Sympathikus Signale, damit mehr Sauerstoff ins Gehirn und in die Zellen gepumpt wird. Der Herzschlag wird gesteigert, es kommt zu einer Erweiterung der Herzkranzgefäße und der Blutdruck erhöht sich. Der Gegenspieler im vegetativen Nervensystem ist der Parasympathikus, beide haben einen gigantischen Einfluss auf den Organismus. Durch die B-E-R-G-Formel wird gewährleistet, dass ein ausgeglichenes Verhältnis von Sympathikus und Parasympathikus erreicht wird, also genau das, was wir für eine gesunde Steuerung unseres Organismus brauchen. Dies wird zum einen durch die Bewegung (Kraft- und Herz-Kreislauf-Training) erreicht, zum anderen durch das Mentaltraining, die Atemübungen und Atemtechniken, die den so wichtigen Parasympathikus aktivieren.

Gesundheit untereinander bedingen: Bewegung ohne die richtige Ernährung bringt nicht immer das, was man erwartet. Einer der größten Denkfehler ist, dass man eine kohlenhydratreduzierte Diät mit Joggen kombinieren muss. Das hat nämlich Muskelverlust zur Folge und man erreicht dadurch genau das Gegenteil von dem, was man eigentlich möchte.

Alle Bewegungen des Körpers sorgen dafür, dass das Herz schneller schlägt, da die Muskeln bei Belastung Blut, Sauerstoff, Energie und Nährstoffe anfordern. Die erhöhte Durchblutung sorgt wiederum dafür, dass der Körper durchgespült und genährt wird. Die Zellaktivierung, die durch die Bewegung und den hohen Sauerstoffgehalt im Blut entsteht, ist elementar für den Gesundheitsprozess im Körper, denn mit Sauerstoff reinigen wir den Körper von vielen Schadstoffen und versorgen gleichzeitig alle Zellen mit dem notwendigen „Lebenselixier".

Moderat trainieren für maximalen Sauerstoff im Blut

Unser Herz schlägt, wodurch Blut und Nährstoffe durch unseren Körper gepumpt werden. Jetzt könnte man meinen, je schneller desto besser, leider ist das eine gefährliche Fehleinschätzung, die gerade im Hobbybereich oft vorkommt und für viel Enttäuschung sorgt.

> Machen Sie sich bitte bewusst: Nicht alle Pulsbereiche, die Ihr Herz zu leisten vermag, sind besonders produktiv.

Es gibt Herzfrequenzen, in denen destruktive Prozesse geschehen, und diese sollte man vermeiden. Dazu muss man wissen, dass die Hauptaufgabe des Herzens ist, Sauerstoff in alle Zellen zu bringen. Das Herz pumpt Blut durch den gesamten Körper und vor allem durch die Lungen. Dort wird das Blut mit Sauerstoffmolekülen angereichert, die dann in den Zellen wieder abgegeben werden. Bei Anstrengung signalisieren die Muskeln, dass sie mehr Sauerstoff und Nährstoffe brauchen, was das Herz dazu veranlasst, schneller zu schlagen. Es kommt irgendwann der Punkt der Belastung, an dem das Herz so schnell schlagen muss, dass das Blut so schnell durch die Lunge rauscht, dass keine Anreiche-

> Herzfrequenzen, in denen destruktive Prozesse geschehen, sollte man vermeiden.

rung mit Sauerstoff mehr stattfinden kann. Das führt dann dazu, dass die Muskeln immer mehr Signale senden und das Herz immer schneller schlagen muss, um den Ansprüchen gerecht zu werden. Irgendwann kann kein Sauerstoff mehr aufgenommen werden und man ringt nach Luft. Dass das keine positiven Effekte im Körper hat, sollte jedem klar sein, denn positive Prozesse sind immer an eine hohe Sauerstoffversorgung gekoppelt.

Das Herz-Kreislauf-Training untergliedert sich in fünf verschiedene Bereiche:

- Regenerationstraining (50 bis 60 Prozent der maximalen Herzfrequenz)
- Fettstoffwechseltraining (60 bis 70 Prozent)
- Grundlagenausdauertraining I (70 bis 80 Prozent)
- Grundlagenausdauertraining II (80 bis 90 Prozent)
- Maximalleistung (90 bis 100 Prozent)

Jetzt müssen wir nur noch klären, was die maximale Herzfrequenz ist. Dafür gibt es eine Faustformel:

200 - Lebensalter = max. Herzfrequenz (Maximalpuls)

Von diesem Ergebnis nimmt man dann den jeweiligen Prozentsatz für den Bereich, in dem man trainieren möchte. Da jeder Mensch unterschiedlich ist, ist das nur eine grobe Orientierung. Man kann den Wert über Messverfahren exakt bestimmen, aber das muss nicht unbedingt sein. Mit den obigen Angaben kann man nichts falsch machen.

Für ein Gesundheitstraining müssen wir ausreichend Sauerstoff ins Blut holen. Das gelingt am besten, wenn die Belastungszonen recht gering sind.

Alles hat mit der Sauerstoffversorgung im Körper zu tun. Alle Anstrengungen im Körper führen zu einer Verbrennung, und je mehr wir verbrennen, desto mehr Schadstoffe entstehen. Außerdem wissen wir ja bereits: Je schneller die Atmung, desto mehr Sauerstoff braucht der Körper. Bekommt er den nicht, dann verbrennt er nicht sauber und es entstehen wieder mehr Schadstoffe. Möchten wir Gesundheitstraining machen, dann müssen wir also ausreichend Sauerstoff ins Blut holen, und das gelingt uns am besten, wenn die Belastungszonen recht gering sind und wir gut durch die Nase atmen können. Sollten Sie kurzatmig werden, dann wissen Sie, dass das kein effektives Training mehr ist.

Da das Herz-Kreislauf-Training unseren wichtigsten Muskel, das Herz, trainiert, ist es besonders wichtig, es richtig zu machen. Das Herz signalisiert leider nicht, wann es genug hat. Es macht das, was man von ihm verlangt, und gibt keine Rückmeldung, außer, dass es schnell schlägt. Viele interpretieren das dann als effektiv und freuen sich, wenn der Kalorienzähler der Fitnessuhr eine hohe Zahl anzeigt. Blöd ist nur, wenn die Kalorienzahl, die da steht, durch verbrannte Muskeln entstanden ist, und nicht wie gewünscht durch verbrannte Fettkalorien. Was viele auch nicht wissen ist, dass man den Stoffwechsel für die nächsten acht bis zehn Stunden in den Katabolismus befördert, wenn man zu lange (ca. zwei bis fünf Minuten) über seiner Leistungsgrenze, der sogenannten anaeroben Schwelle, trainiert. Der Körper ist dann die nächsten Stunden damit beschäftigt, sich wieder zu reparieren, anstatt Fett zu verbrennen. Das bedeutet: Bei Überanstrengung zerstören Sie Ihre Fettverbrennung und der Körper macht das Gegenteil von dem, was Sie erwarten. Daher meine dringende Empfehlung für das Herz-Kreislauf-Training: Kopf an und aufs Herz hören.

Da das Herz-Kreislauf-Training unseren wichtigsten Muskel trainiert, ist es wichtig, es richtig zu machen.

Ausdauertraining und Psyche

Durch gezieltes und moderates Herz-Kreislauf-Training wird nicht nur die Sauerstoffmenge im Blut erhöht und der Stoffwechsel angeregt, Ausdauertraining hat zudem einen positiven Effekt auf unser allgemeines Wohlbefinden. Das liegt unter anderem daran, dass körperliche Aktivität die Ausschüttung von Endorphinen sowie Neurotransmittern wie Serotonin und Dopamin ankurbelt, die auch als Glückshormone bekannt sind. Dadurch hat Bewegung einen direkten Einfluss auf unseren Hormonhaushalt und damit auf unsere Stimmung.

Gleichzeitig wird durch Ausdauertraining Adrenalin abgebaut. Das allseits bekannte Stresshormon, das in der Nebenniere produziert wird, sorgt in angespannten Situationen dafür, dass der Körper sich auf unseren Urinstinkt „Kampf oder Flucht" einstellt: Energie pumpt durch unseren Körper, der Blutdruck wird erhöht und alle „unwichtigen" Funktionen wie z. B. der Stoffwechsel werden heruntergefahren. Wenn wir uns bewegen, dann verringert sich die Menge an Adrenalin im Körper – wir fühlen uns entspannter und bauen inneren Druck ab. So können wir neben unserem Körper auch unsere seelische Belastbarkeit trainieren und sind gewappnet für die nächste Stresssituation. Eine weitere positive Auswirkung von Herz-Kreislauf-Training auf unsere Psyche ist die verstärkte Neubildung und Vernetzung von Neuronen im Gehirn, was zu erhöhter Konzentration und geistiger Leistungsfähigkeit führt. Bewegung hat also nicht nur einen Einfluss auf unseren Körper, sondern wirkt sich auch auf unser Gehirn aus.

Das Ganze ist also im Prinzip ein vorteilhafter Kreislauf: Durch Ausdauertraining erhöht sich der Anteil an positiven Hormonen im Blut und die Menge an negativen Hormonen verringert sich. Dieser Prozess führt zusammen mit dem Prozess des Fettabbaus bei gleichzeitigem Muskelaufbau zu allgemeinem Wohlbefinden und mehr Zufriedenheit mit dem eigenen Körper. Zudem erfüllt uns allein die Tatsache, dass wir uns zum Training aufgerafft haben, mit Stolz. Wir werden selbstbewusster und stressresistenter und unsere Laune verbessert sich extrem, was es uns wiederum erleichtert, uns zu noch mehr Bewegung zu motivieren. Das ist doch eine unschlagbare Verkettung von Ereignissen, die wir unserem Körper auf keinen Fall vorenthalten sollten! Selbst bei Menschen mit Depressionen und Angststörungen wurde eine nachweisliche Verbesserung der Symptome durch Bewegung nachgewiesen: Körperliche Aktivität kann in diesen Fällen zwar nicht die Medikamente ersetzen, sollte aber auf jeden Fall mit in die Behandlung integriert werden.

Hier noch einmal die Vorteile des Herz-Kreislauf-Trainings:

- Es erhöht die Mikrozirkulation des Blutes.
- Es erweitert die Gefäße und hilft gegen Blutdruckbeschwerden.
- Es fördert den Stoffwechsel, insbesondere den Zellstoffwechsel.
- Es erhöht die Sauerstoffaufnahme im Blut.
- Es macht leistungsfähiger und belastbarer.
- Es steigert die Fettverbrennung.
- Es baut Stress ab und hilft, konzentrierter zu bleiben.
- Es unterstützt die Verdauung und die Magen-Darm-Tätigkeit.
- Es sorgt für mehr Wohlbefinden und innere Zufriedenheit.

Das ist nur ein kleiner Ausschnitt aus dem, was Bewegung alles macht. Die Liste könnte man noch unendlich erweitern, aber ich denke, die wichtigsten Punkte sind hier genannt. Man muss sich immer fragen, was man selbst für sich erreichen will. Möchte man sich einfach nur bewegen und den Kopf frei machen, dann benötigt man dieses Detailwissen nicht unbedingt. Möchte man aber aktiv und zielorientiert an seiner Gesundheit arbeiten, dann muss man wissen, was man macht, sonst kann das Ganze schnell nach hinten losgehen. Unser Körper ist eine faszinierende Maschine, die fast alles mit sich machen lässt – man merkt allerdings oft nicht, wenn man sie überfordert. Der Körper kann das kompensieren, nur eben nicht auf Dauer. Deshalb ist es so wichtig, sich mit der richtigen Dauer und Intensität seiner Bewegungen zu beschäftigen, bevor man die Übungen in die Praxis umsetzt.

Es ist wichtig, sich mit der richtigen Dauer und Intensität seiner Bewegungen zu beschäftigen, um Überlastung zu vermeiden.

Muskelstimulationstraining

Hinweis für Ambitionierte: Wer mehr über Trainingsarten und -programme wissen möchte, der sollte einen Blick in mein Buch *Das 5-Minuten-High-Intensity-Training* werfen. Dort erkläre ich alles rund um das Thema Training mit vielen weiteren Hintergrundinfos!

Ein weiterer großer Teil der B-E-R-G-Formel ist das Muskelstimulations- bzw. Kraft- oder auch Widerstandstraining. Es ist wichtig, dass wir unsere Muskeln regelmäßig aktivieren, belasten und auch überlasten. Wie genau wir das machen, ist erst einmal nebensächlich. Es geht in erster Linie darum, dass die Muskeln im Körper eine Überlastung erfahren, die einen Wachstumsprozess auslöst. Dieser Wachstumsprozess findet nicht nur im Muskel statt, sondern die Information, dass ein Muskel gereizt wurde, löst im Körper unzählige Prozesse gleichzeitig aus. Das ist es, was wir wollen: so viele positive Effekte auslösen wie möglich, damit wir maximal davon profitieren.

Das bedeutet, es wird anstrengend, denn nur wenn eine Überlastung erzeugt und wahrgenommen wird, wird dieser Prozess in Gang gesetzt. Alles andere findet in der Komfortzone statt, und dort gibt es nur den Abbauprozess. Kommt es im Muskel zu einer Überstimulation, sodass die Muskeln anfangen zu brennen, entsteht dabei nicht nur Laktat (Milchsäure), sondern auch ein Botenstoff, der extrem wichtig für das Immunsystem und die Immunzellen ist: das Interleukin 6. Das ist eine extrem spannende Geschichte, insbesondere im Hinblick auf den Zusammenhang mit Adipositas.

Muskeln halten uns gesund

Ich bin sehr viel unterwegs und halte Vorlesungen und Vorträge, und eine meiner Standardfragen direkt zu Beginn der Veranstaltung lautet: „Wer von den Anwesenden möchte Muskeln haben?“ Sie können sich die Reaktion vorstellen: Es melden sich immer nur eine Handvoll Menschen. Der Rest ist eher verhalten, denn Muskeln sind ja eher was für junge Leute und Fitnesstypen. Weit gefehlt! Muskeln sind der Impulsgeber für unser Herz; ohne sie wird es nicht gefordert und somit immer schwächer. Wenn alte Menschen an Herzschwäche sterben, dann schauen Sie mal genau hin: Diese Menschen haben keine Muskeln und keine Bewegung mehr. Das Herz hat keinen Grund mehr, zu schlagen und zu wachsen. Es baut ab, kann die gewünschte Leistung nicht mehr erbringen und wird schlussendlich überfordert. Das nennt man dann Herzinsuffizienz. Die Fragen, die man sich hier stellen kann, sind: Was essen alte Menschen? Aus was bestehen Muskeln? Aus was bestehen Organe? Was braucht der Körper, um zu funktionieren? Spannend, spannend. Die Auflösung folgt.

Das Herz ist ein Muskel. Und Muskeln muss man trainieren. Wenn man sie nicht trainiert, dann bauen sie ab und werden weniger. Das kennen Sie vielleicht aus dem Krankenhaus. Jeder hat mindestens einen Bekannten, der mal eine Woche im Krankenhaus war und anschließend ohne Muskeln rausgekommen ist, weil er nur gelegen hat. Daran erkennen Sie, was geschieht, wenn wir unsere Muskeln nicht fordern: Sie verschwinden. Aktuell ist es so, dass die Ernährung im Krankhaus nicht sonderlich eiweißorientiert bzw. proteinreich ist. Muskeln bestehen aber hauptsächlich aus Proteinen, und wenn dem Körper bzw. den Muskeln die Bewegung und die Nahrung entzogen werden, dann geht es umso schneller mit dem Abbau und dem Verlust. Darauf kommen wir später noch einmal zurück.

Muskeln brauchen Nährstoffe

Was geschieht beim Muskeltraining? Muskeln werden be- und überlastet, es wird Energie erzeugt und dafür muss Energie in Form von Nahrung bereitgestellt werden. Entweder der Körper verwendet das, was Sie gerade gegessen haben und noch im Blut vorhanden ist, oder er holt sich die Energie aus verschiedenen Speichern. Zuerst leert er die sogenannten Glykogenspeicher (Zuckerspeicher) in den Muskeln. Sind die leer, geht es mit den Fettreserven und dem Muskelgewebe weiter. Das bedeutet, es wird Muskelgewebe abgebaut. Sie sehen, der Körper holt sich von ir-

> Muskeltraining erzeugt Energie, die in Form von Nahrung bereitgestellt werden muss.

gendwoher Energie, um das leisten zu können, was wir von ihm erwarten.

Der wichtigste Moment beim Training ist der, an dem der Muskel überlastet wird und anfängt zu brennen. Genau an diesem Punkt passiert das Entscheidende: Muskelgewebe reißt, kleinste Mikrofaserrisse entstehen. Bei der Entstehung dieser Risse werden Botenstoffe freigesetzt, die in unserem Stoffwechsel positive Prozesse auslösen. Wachstums-, Reparatur- und Hormonprozesse, um genau zu sein. Das durchs Training ausgelöste Wachstum (und andere Prozesse) können nur stattfinden, wenn die richtigen Nährstoffe in der notwendigen Menge vorliegen und dem Körper zudem ausreichend Regenerationszeit und Erholung ermöglicht wird.

Daran sehen wir, wie die einzelnen Bereiche der B-E-R-G-Formel ineinandergreifen und sich unabdingbar beeinflussen. Das für mich immer wieder Spannende an diesem Thema ist, dass der Muskel nicht intelligent ist. Er kann weder zählen noch kann er sehen, mit welcher Übung er gerade konfrontiert wird. Er merkt nur, er wird gerade gebraucht und im Idealfall überlastet. Was wir dann daraus machen, liegt schlussendlich an uns. Wir müssen ihm nach der Überlastung die richtigen Nährstoffe liefern, nur dann können er und der Rest des Körpers damit arbeiten und viele tolle Dienste verrichten. Bleibt die Nährstoffversorgung aus, dann ist das Training eher kontraproduktiv.

Training zerstört Muskeln, und ohne entsprechende Nährstoffe (Eiweiße) und Ruhe kein Wiederaufbau.

Machen Sie sich also bewusst: Training zerstört im ersten Schritt Muskelgewebe. Das ist dann der Muskelkater, den man spürt. Diese „Verletzung" muss wiederaufgebaut werden, und das geht nur durch Ruhe und Nährstoffe. Das erklärt vielleicht, warum so viele Menschen keinen Erfolg haben, wenn sie anfangen zu trainieren, zu joggen oder ins Fitnessstudio zu gehen. Das Training, die Belastung ist nur der Auslöser – wenn darauf nichts folgt, dann haben wir den Körper nur geschädigt und die Muskeln zerstört. Gerade wenn man anfängt ist man hochmotiviert und verlangt oft zu viel. Wenn man es aber übertreibt und keine Nährstoffe zuführt, dann zerstört man den Körper und trainiert sich die Muskeln weg, was bedeutet, dass man an (Körper-)Umfängen verliert. Beine, Arme, Po und Bauch werden weniger. Das bestätigt im ersten Moment die meisten Menschen und lässt sie weitermachen, da ja augenscheinlich ein Erfolg eintritt. Man kann aber leider mit bloßem Auge den Unterschied zwischen Muskel- und Fettverlust nicht erkennen, das dauert ein wenig.

Ein weiterer wichtiger Grund, weshalb Sie auf jedes Gramm Muskeln achten sollten: Unsere Muskeln sind unsere Fettverbrenner, unsere Stoffwechselbooster. Wer viele Muskeln hat, kann also viel essen. Allerdings besteht die Gefahr eines fatalen Teufelskreises: Trainiert man nämlich unkontrolliert und zu viel und achtet nicht auf seine Nährstoffe, dann verliert man Muskeln. Durch die neue, zusätzliche Anstrengung hat man mehr Hunger, es fehlen aber die „Verbrenner" für die aufgenommenen Kalorien, was dann dazu führt, dass man trotz mehr Bewegung, mehr Sport und mehr Aktivität zunimmt. Das habe ich tausendfach in der Praxis erlebt: hochmotivierte Menschen, die anfangen zu trainieren, nicht auf die richtigen Nährstoffe achten und nach acht Wochen frustriert aufhören, weil sie dicker und schlapper geworden sind. Schon sehen wir wieder die B-E-R-G-Formel vor uns. Es ist in jedem Fall sinnvoll zu wissen, was man tut, damit man sich nicht schadet und stattdessen schneller und effektiver die gewünschten Ergebnisse erzielt. Wer die B-E-R-G-Formel lebt und beherzigt, kommt einfach schneller an sein Ziel, egal welches es ist. Bewegung, Ernährung, Regeneration und das nötige Wissen sind der Schlüssel zum Erfolg.

Muskeln brauchen Impulse

Bewegung ist lebensnotwendig. Durch die Aktivierung von Muskelfasern geben wir dem Muskel das Signal: „Hey, der Körper braucht dich noch! Bleib da!" Ist die Belastung durch Bewegung so groß, dass der Muskel intensiv gereizt wird, dann bekommt er die Information: „Hey, um damit klarzukommen, musst du wachsen!" Diese Information bekommt er aber nur, wenn wir unsere Komfortzone verlassen, uns intensiv anstrengen und den Muskel zum Brennen bringen. Das ist dann der Punkt, an dem der Muskel zum Wachstum angeregt wird. Alles andere ist Bewegungstherapie. Das ist zwar ganz nett, reicht aber im schlimmsten Fall nicht aus, um die Muskeln zu halten, und schon gar nicht, um sie weiter auszubauen. Sie sehen, es gibt im Bereich der Bewegung beachtliche Unterschiede, die berücksichtigt werden sollten.

> Man muss die Muskeln immer wieder anregen und herausfordern, damit sie wachsen.

Ebenfalls zu beachten ist, dass sich unser Körper sehr schnell an Dinge anpasst. So auch an Belastungen. Das bedeutet, dass man immer wieder neue Impulse setzen muss, um die Muskeln herauszufordern und den Impuls des Wachstums auszulösen. Nicht nur, dass die Trainingsintensität stetig erhöht werden muss, es muss auch eine Variation der Belastungen geben. Das ist etwas, was dauerhaft erfolgreiches Training so anspruchsvoll macht. Dem Körper immer wieder neue Impulse zu liefern ist eine besondere Herausforderung. Nicht nur, dass man täglich etwas für sich tun sollte, um langfristige Resultate zu erzielen, sondern es soll auch noch jeden Tag etwas anderes sein. Das muss an dieser Stelle auch unbedingt festgehalten werden: Sie dürfen nicht jeden Tag das Gleiche trainieren. Diesen Fehler machen Männer ebenso wie Frauen immer sehr gern. Männer trainieren täglich Arme und Schultern und Frauen Po und Beine. Das hat allerdings nicht die gewünschten Effekte, denn Muskeln wachsen nur in Ruhe und mit Nahrung. Trainieren Sie jeden Tag die gleichen Muskeln, dann trainieren Sie sich diese weg. Aus diesem Grund sind die Bewegungsprogramme, die Sie mit mir erleben können, immer so aufgebaut, dass wir täglich eine andere Muskelgruppe bewegen und diese dann für eine bestimmte Zeit in Ruhe lassen, damit sie sich erholen und wachsen kann.

Ein praktisches Beispiel
Sie gehen jeden Tag fünf Kilometer stramm denselben Berg hoch und wieder runter. Es wird Sie die ersten paar Male sehr anstrengen und Sie werden vermutlich die ersten Tage Muskelkater haben. Sie werden aber feststellen, dass Sie immer fitter und besser werden. Der Muskelkater verschwindet und nach vier Wochen macht Ihnen der Berg nichts mehr aus. Keine Anstrengung und kein Muskelkater. Prima, Sie sind fitter geworden. Das heißt aber im Umkehrschluss, dass kein Reiz mehr für den Körper entsteht und er seine Leistung nicht weiterhin steigern wird. Er bleibt auf diesem Niveau stehen. Das wäre ja schön und gut, dem ist aber leider nicht so. Stagnation und Stillstand bedeuten im Bereich Körper Rückschritt. Ohne neue Überlastungsreize kommen keine chemischen Prozesse zustande und es gibt keine Wachstums- und Reparaturauslöser. Deshalb sind alle Programme, die ich Ihnen anbiete, progressiv. Sie steigern sich kontinuierlich und verändern ihre Intensität und Ausprägung.

Ja, man muss sich etwas quälen, das heißt dann Widerstandstraining mit Progressionsstufen. Ohne diese Art von Ehrgeiz sind der Abbau und der Verfall Ihrer Muskeln vorprogrammiert. Wer den gewöhnlichen Alterungsprozess akzeptieren möchte, der sollte sich mal intensiver mit älteren Menschen unterhalten, die bewegungseingeschränkt sind – und wird dann vermutlich schnell feststellen, dass das kein erstrebenswerter Weg ist. Wenn man den betroffenen Menschen dann sagt, dass ihnen mit nur fünf Minuten Widerstandstraining am Tag viel erspart geblieben wäre, dann bedauern sie das oft sehr. Deshalb steht Prävention an erster Stelle: Lassen Sie es erst gar nicht so weit kommen, sondern arbeiten Sie lieber an sich, bevor aus dem Körper eine Baustelle wird.

> Ohne Widerstandstraining ist der Verfall unserer Muskeln vorprogrammiert.

Ist Widerstandstraining nun der Weisheit letzter Schluss und der heilige Gral? Nein, das ist es nicht. Dennoch ersetzt Ausdauersport in keiner Weise das Widerstandstraining, auch wenn das von vielen immer wieder behauptet wird. Nur im Zusammenspiel erzielt man die besten Ergebnisse. Das Gute ist, dass man für das Muskeltraining keinerlei Hilfsmittel benötigt, nur sich selbst. Deshalb gibt es auch keine Ausrede, es nicht zu tun. Dank meines Onlinecoaching-Programms kann man zudem nicht mehr behaupten, dass man nicht weiß, was man machen soll oder kann. Man muss nur das Video starten und ich erkläre dann schon, wie und wie viel und was. Also, ran an das Training!

Wir fassen kurz zusammen

- Wir unterscheiden in zwei Kategorien: Herz-Kreislauf-Training und Muskeltraining.
- Muskeln sind unerlässlich für unsere Gesundheit.
- Muskeln brauchen Nahrung, ohne Nahrung nutzt auch die Bewegung nichts.
- Muskeln brauchen Belastung, sonst bauen sie sich ab.
- Es muss eine Belastung her, die größer ist als das, was der Muskel zu leisten vermag (Stichwort Progression).
- Der Muskel braucht Abwechslung, neue Impulse und Reize.

Muskelaufbau und Ausdauer in Balance

Um alle positiven Effekte der Bewegung nutzen zu können, sollte man eine Kombination aus zwei Trainingsarten anstreben: ein Muskeltraining gefolgt von einem Herz-Kreislauf-Training. Beides muss nicht sonderlich lang sein, jeweils fünf, zehn oder 15 Minuten. Es kommt nicht darauf an, dass man viel macht, es kommt lediglich darauf an, dass man überhaupt etwas macht und dem Körper signalisiert, dass man sich um ihn kümmert. Das wird viel zu oft unterschätzt. Der Impuls, dass man bewusst etwas für sich tut, hat größere Auswirkungen, als man sich vorstellen kann. Darauf gehe ich im Kapitel „Sich selbst wahrnehmen mit Mentaltraining“ ab Seite 116 noch etwas genauer ein.

Training ist individuell

Es ist dem Körper nicht egal, was man wie macht, sondern man sollte schon wissen, was man da tut. Es fangen nicht ohne Grund jedes Jahr aufs Neue Menschen in einem Fitnessstudio an, um dann drei Monate später genervt und demotiviert wieder aufzuhören. Es ist halt nicht mal eben ein bisschen Training und ein bisschen Laufband oder Aerobic. Nein, es ist ein Zusammenspiel vieler Faktoren, die sich alle untereinander begünstigen oder blockieren. Das genau gilt es für sich zu erforschen und herauszufinden. Es gibt zwar einige Faustregeln, aber jeder Mensch ist anders.

Wie ich bereits ausgeführt habe, haben wir alle unterschiedliche Ausgangssituationen und Tagesformen. Das gilt für unsere Muskel- wie auch für unsere Herzleistung. Das zu erkennen und zu nutzen ist es, was Sie in diesem Buch lernen werden. Ich wünsche mir, dass Sie am Ende in der Lage sind, Ihr Training, Ihre Ernährung und Ihre Regeneration so an sich anzupassen, dass Sie immer im Optimum arbeiten und Ihren maximalen Gesundheitseffekt erreichen.

> Sie müssen kein Tagebuch führen oder Kalorien zählen, Sie müssen nur in sich hineinhören.

Ihr Körper ist Ihr bester Trainer und mit dem richtigen Wissen und der notwendigen Geduld schaffen Sie es, bei minimalem Einsatz das Maximale aus sich herauszuholen. Wenn man sich bewusst bewegen und ernsthaft an dem Thema ganzheitliche Gesundheit arbeiten möchte, dann muss man nur einmal (!) verstehen, wie sie zustande kommt und sich an ein paar Grundprinzipien halten. Bei der Bewegung hat sich beispielsweise die Kombination aus Kraft- und Herz-Kreislauf-Training als äußerst effektiv herausgestellt. Dabei löst das Kraft- bzw. Widerstandstraining viele Wachstums- und hormonelle Prozesse aus und fördert das Immunsystem, während das Herz-Kreislauf-Training für den Stoffwechsel, die Psyche sowie das Herz- und Gefäßsystem unabdingbar ist. Die Kombination beider Einheiten kurz hintereinander hat einen gigantischen Effekt.

Wichtig: Wie bereits dargestellt, werden durch das Widerstandstraining viele positive Botenstoffe, Hormone und Wachstumsauslöser freigesetzt, die dann im Blut durch den Körper zirkulieren. Diese gilt es dann in die Zellen zu bringen. Das gelingt uns durch die Aktivierung des Kreislaufsystems. Bewegen wir uns dann in einer etwas höheren Herzfrequenz (Puls), wird die Mikrozirkulation unseres Körpers gepusht und alle positiven Stoffe werden aus dem Blut in die Zellen gebracht. Ein wirklich sensationeller Effekt, den man nicht unterschätzen sollte. Gleichzeitig werden die Schadstoffe, die bei der Anstrengung entstehen, durch den erhöhten Sauerstoffanteil im Blut neutralisiert und durch die vermehrte Durchblutung ausgeschieden. Ein Beispiel: Laktat (Milchsäure), das Abbauprodukt, das bei Überanstrengung der Muskulatur entsteht, wird durch Sauerstoff verstoffwechselt. Der Muskelkater, der durch das Widerstandstraining bei Überlastung normalerweise entstehen würde, wird dadurch nicht so schlimm, denn Muskelkater entsteht, wenn Laktat nicht verstoffwechselt wird, an der trainierten Muskulatur anhaftet und diese dann entzündet. Also wundern Sie sich nicht, wenn der Muskelkater nach unseren Trainingseinheiten nicht ganz so schlimm wird. Wir verstoffwechseln das, was ihn auslöst.

Das sollten Sie aus diesem Kapitel mitnehmen: Bewegung in jeder Form ist gut für Sie.

Was Sie aus dem Kapitel Bewegung mitnehmen sollten ist, dass Bewegung, egal in welcher Form, gut für Sie ist. Sie kennen jetzt ein paar Vorteile, die Bewegung mit sich bringt (es gibt noch unzählige mehr). Sie wissen nun, dass Sie um Widerstandstraining nicht umhinkommen und es mit einem Herz-Kreislauf-Training kombinieren sollten, damit alle erzeugten positiven Effekte auch da ankommen, wo sie ankommen sollen, nämlich in Ihren Zellen. Die Kombination ist der Schlüssel zum Erfolg! Sie wissen nun außerdem, dass Sie selbst Ihr bester Trainer sind und dass es uns gelingen muss, Ihre innere Stimme wieder laut und deutlich für Sie hörbar zu machen. Denn Ihr Körper weiß am besten, was gut für ihn ist. Es dauert ca. 30 Tage, in denen Sie gegen Ihren inneren Schweinehund ankämpfen müssen, bis neue Verhaltens- und Denkmuster entstehen. Ich werde Sie während dieser Zeit nicht allein lassen und Sie auf Ihrem ganz persönlichen Weg begleiten.

Fassen wir noch einmal kurz zusammen, warum wir uns bewegen sollten und was genau wir erreichen wollen. Durch gezielte Bewegung möchten wir:

- Muskeln aufbauen und erhalten,
- Gelenke, Bänder und Sehnen stärken und schützen,
- die Durchblutung verbessern und unsere Gefäße trainieren,
- eine bessere Zellversorgung gewährleisten,
- Blutfette und Blutzucker im Rahmen halten,
- Viszeral- und Körperfett abbauen und somit Entzündungsrisiken senken,
- das Immunsystem verbessern,
- das Herz trainieren und stärken,
- unsere Laune und Stressresistenz verbessern,
- die Makro- und Mikrozirkulation aufrechterhalten,
- den Blutdruck optimieren,
- Arthrose, Osteoporose sowie Rheuma vorbeugen,
- Rücken-, Knie-, Hüft-, und generellen Gelenkschmerzen aktiv entgegenwirken,
- Verspannungen beseitigen und die Durchblutung fördern,
- positive Hormone produzieren,
- dem Alterungsprozess Einhalt gebieten.

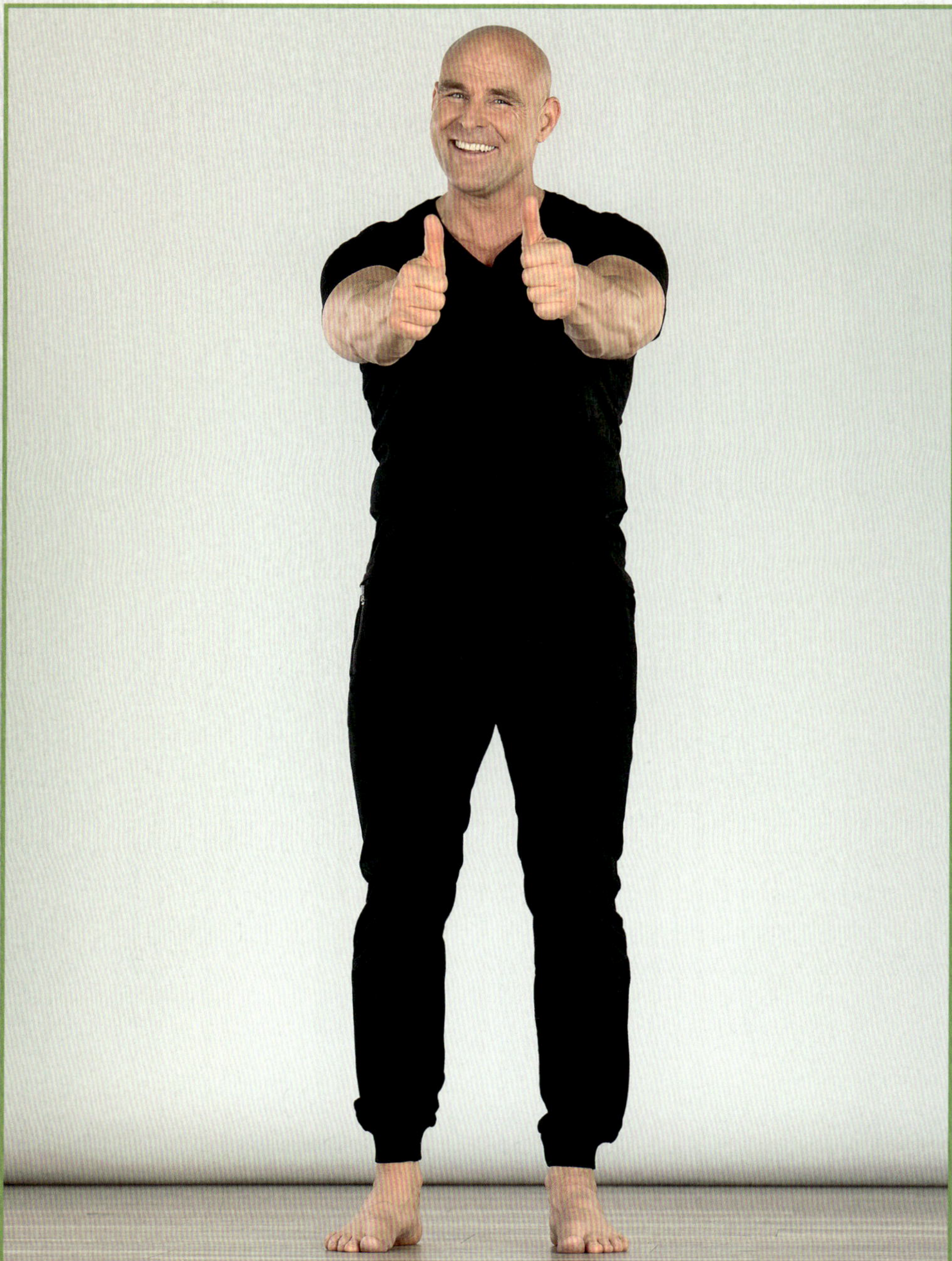

ERNÄHRUNG

Sie werden in diesem Kapitel ein anderes Grundverständnis für das bekommen, was Sie Ihrem Körper zuführen. Sie werden Nahrung nicht mehr nur als Genussmittel betrachten, sondern als Treibstoff, Heilstoff, Nährstoff und Booster. Ihr Blick auf Lebensmittel wird sich verändern und Sie werden bewusster und anders essen.

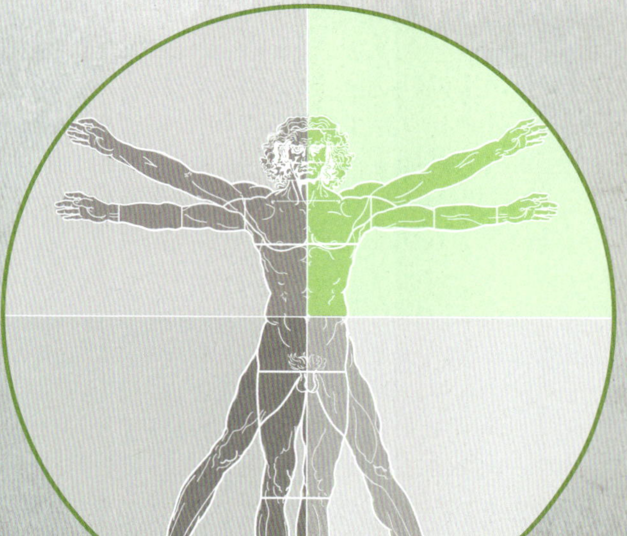

Ganzheitliche Ernährung

„Ganzheitlich" – das hört sich zunächst sehr hochtrabend an, ist es aber nicht. Viele setzen ganzheitliche Ernährung mit Bio gleich. Eine fatale Schlussfolgerung, denn nur weil Bio draufsteht, heißt das nicht, dass es erstens gesund sein muss und zweitens alles enthält, was wir brauchen. Bitte nicht falsch verstehen, ich bin ein großer Befürworter von Nachhaltigkeit, Bio-Nahrungsmitteln sowie Natur- und Tierschutz. Ich möchte nur nicht, dass Sie denken, dass Sie nur Bio einkaufen und essen müssen und das Thema Ernährung damit erledigt ist. Für was steht Bio? Es steht für biologischen und nachhaltigen An- und Abbau. Das ist aber nicht automatisch mit gesund gleichzusetzen.

Bio bedeutet nicht automatisch ganzheitlich oder gesund.

An einem Beispiel möchte ich Ihnen kurz erläutern, wie Ganzheitlichkeit zustande kommt und warum eine ganzheitliche Ernährung so wichtig für unsere Gesundheit ist: Denken Sie an den Hausbau. Was brauchen wir für die Mauern? Richtig: Steine, Zement, Sand, Kalk, Wasser. Lediglich Steine aufeinanderzustellen funktioniert nicht; es kann nur eine stabile Mauer gebaut werden, wenn wir die Steine miteinander verbinden. Muskeln sind unsere Mauern. Wir bewegen uns, setzen in der Muskulatur Impulse und die Muskeln fordern Eiweiß an. Nun gehen viele davon aus, dass die reine Aufnahme von Proteinen in diesem Fall ausreichen würde. Ganz so einfach ist es dann allerdings doch nicht. Damit das Eiweiß in die Muskeln gelangt, brauchen wir zusätzlich Bindemittel und Katalysatoren. In der Molekularmedizin sind das die sogenannten Mikronährstoffe. Liefern wir die nicht, dann können wir so viel Eiweiß zu uns nehmen, wie wir wollen, es kommt nicht da an, wo es ankommen soll, und es entsteht nicht das, was entstehen soll. Für den Muskelaufbau benötigen wir zusätzlich zu den Proteinen noch Zink und eine Reihe B-Vitamine. Liefern wir diese Bindemittel nicht, ist Muskelaufbau fast unmöglich. Das ist der Grund, warum so viele Menschen trotz Training und trotz Eiweißshake keine Muskeln aufbauen, geschweige denn erhalten. An dieser Stelle denken Sie sich vielleicht: „Schön und gut, dann trinke ich nach dem Training also einen Eiweißshake und nehme zusätzlich Vitamine und Zink. Aber wie viel denn genau?“ Das ist eine berechtigte Frage. Dazu kommen wir später.

Muskelaufbau und -erhalt benötigen neben der Aktivierung der Muskeln und der Zufuhr von Nährstoffen weitere Elemente, unter anderem einen ausgeglichenen Gesamthormonstatus. Ja, Sie brauchen für diesen Prozess Hormone. Das Training aktiviert die Hormonproduktion, allerdings müssen auch hier die richtigen Bausteine in der richtigen Menge vorhanden sein, damit der Körper die entsprechenden Hormone produzieren kann. Hinzu kommt, dass der Körper die Mauer (also die Muskeln) nur in Ruhe neu bauen oder reparieren kann. Bekommt er nun weder Hormone noch ausreichend Ruhe, so kann er keine Muskeln aufbauen und auch den Stoffwechsel nicht optimieren. Die benötigte Ruhe erlangt der Körper wiederum nur durch sogenannte Schlafhormone, die in ausreichender Form ausschließlich im Schlaf gebildet werden, und auch nur dann, wenn dem Körper die dafür benötigen Nährstoffe in ausreichender Menge zur Verfügung stehen.

Möchten wir inneren Frieden in uns erzeugen, dann müssen wir die entsprechenden „Bausteine“ dafür zu uns nehmen. Tun wir das nicht, dann kommen wir auch nicht zur Ruhe. Der Körper sucht die fehlenden Nährstoffe in diesem Fall in seinen Speichern und wird dort in jungen Jahren auch fündig, weshalb junge Menschen trotz Nährstoffmangel lange und tief schlafen können. Die körpereigenen Speicher leeren sich aber mit der Zeit und je älter man wird, desto schwieriger wird es, zur Ruhe zu kommen. Kommt Ihnen das bekannt vor? Vielleicht sind Ihre „Ruhespeicher“ leer? Denken Sie mal darüber nach. Ruhe und Frieden sind Gemütszustände, die durch hormonelle Stoffwechselprozesse erzeugt werden. Fehlen dem Stoffwechsel bzw. dem Körper diese Elemente der Ruhe, kann er nicht abschalten. Um zur Ruhe zu kommen, benötigen Sie unter anderem Magnesium, eines der wichtigsten Salze in unserem Körper. Es ist nicht nur gut für Sportler und gegen Krämpfe, es ist für unsere Nerven, unsere Organe, unseren Stoffwechsel und das Hirn sowie für die Muskeln unverzichtbar. Es ist an mehr als 300 Stoffwechselprozessen beteiligt! Fehlt es Ihnen, dann ist der fehlende Ruhezustand Ihr kleinstes Problem.

Individuell ganzheitlich ernähren

Mein Konzept beruht darauf, dass gesunde Ernährung weder kompliziert noch teuer sein muss. Ich möchte Ihnen keinen Ernährungsplan aufstellen – damit haben Sie spätestens nach vier Wochen die ganze Motivation verloren und nichts gelernt. Mein Ziel ist es, dass Sie ein Gefühl dafür entwickeln, was Ihnen guttut und was Sie lieber meiden sollten. Nur so entsteht Eigenverantwortung und auch ein Stück weit Stolz. Den brauchen wir und den können Sie jetzt schon erlangen, indem Sie diese Zeilen lesen, die, so hoffe ich, Ihr Leben positiv verändern werden.

Sollten Sie sich an die folgenden Empfehlungen halten, dann haben Sie schon mal eine grobe Richtung, was die Makronährstoffe angeht. Wenn Sie es dann noch schaffen, die Mikronährstoffe aufzufüllen, dann sprechen wir von ganzheitlicher Ernährung.

Unsere Zellen brauchen alle 50 Nährstoffe

Wie wir aus den vorherigen Abschnitten bereits wissen, basiert Gesundheit auf verschiedenen Pfeilern. Um gesund zu sein und zu bleiben, müssen wir uns die Frage stellen: „Was brauchen unsere Zellen?“ Was unsere Zellen benötigen, habe ich bereits in meinem Buch *Das 5-Minuten-Body-Anti-Aging-Programm* herausgestellt. Bei der Recherche zu diesem Buch bin ich so tief in die Materie der Molekularmedizin eingetaucht, dass ich nur sagen kann: Unsere Zellen brauchen viel mehr, als wir denken. Das Ergebnis des Anti-Aging-Buches, in dem ich ganz klar dargelegt habe, was es braucht, um fit und gesund alt zu werden, ist, dass die Menschheit aktuell mangelernährt ist. Außerdem rühren fast alle modernen Krankheiten von Mangel- und Fehlernährung her. Es ist kaum zu glauben, dass gerade wir Mitteleuropäer mangelernährt sein sollen, wobei wir doch alle Möglichkeiten haben und generell wohlgenährt sind. Aber wohlgenährt entspricht eben nicht gleich einer ganzheitlichen Ernährung.

Die B-E-R-G-Formel betrachtet den Körper und all seine Zusammenhänge auf Zellebene, auch bei der Ernährung.

Ich möchte Ihnen den neuesten Stand der Molekularmedizin näherbringen und verdeutlichen, dass wir unsere kleinste Einheit schützen müssen: die Zelle. Nur wenn wir verstehen, dass Gesundheit in der Zelle entsteht, können wir entsprechend agieren und für uns sorgen. Das Erschreckende ist, dass wir den Körper durch die Fehlernährung mit vielem überversorgen, nur eben nicht mit dem, was er wirklich braucht. Wir essen weniger, um unser Gewicht unter Kontrolle zu bekommen, was wiederum dazu führt, dass der Körper noch weniger wichtige Nährstoffe erhält. Es ist eben nicht ganz so einfach mit der ganzheitlichen Ernährung.

Es ist nachgewiesen, dass der Körper bzw. die Zelle 50 Einzelnährstoffe (47 Mikro- und drei Makronährstoffe) benötigt. Klingt kompliziert? Das kann ich sehr gut nachvollziehen! Wenn es nach mir ginge, würde der Körper mit Schokolade, Pizza und ab und zu einem Stück Kuchen funktionieren, aber dem ist leider nicht so. Ja, es sind 50 essenzielle Nährstoffe, die wir aufnehmen müssen, damit keine Mängel entstehen. Erst kleine, dann große Mängel. Bekommen unsere Zellen nicht alle 50 Nährstoffe in ausreichender Menge, gehen sie kaputt. Sie werden geschwächt, sie werden beschädigt und sie sterben ab. Diese Mangelernährung

Bekommen unsere Zellen nicht alle 50 Nährstoffe in ausreichender Menge, gehen sie kaputt.

ist eine mögliche Erklärung sowohl für den Alterungsprozess als auch für Krankheiten, von denen keiner so genau weiß, wo sie herkommen.

Es gibt also Makronährstoffe und Mikronährstoffe. Makronährstoffe sind die, die wir in großen Mengen über die Nahrung zu uns nehmen. Die großen drei sind

- Eiweiß,
- Fett und
- Kohlenhydrate.

Die Mikronährstoffe sind unauffälliger, wir nehmen sie in Kleinstmengen über die Nahrung auf. Zu den insgesamt 47, die Sie benötigen, gehören

- Vitamine,
- Mineralstoffe,
- Spurenelemente und
- Aminosäuren (Eiweißmoleküle).

Bekommen die Zellen die 50 benötigten Nährstoffe nicht über die Nahrung, dann holen sie sie sich aus den körpereigenen Speichern. Sind die Speicher aufgebraucht, fressen die Zellen andere Zellen, denn Zellen sind ebenfalls Speichermedien. Das bedeutet, dass der Körper sich über kurz oder lang selbst zerstört. Beispiel gefällig? Hashimoto, die am häufigsten vorkommende Autoimmunerkrankung der Neuzeit, bei der die Schilddrüse sich selbst zerstört. Die Schilddrüse ist eines unserer wichtigsten Organe; sie produziert Hormone, die für viele Prozesse notwendig sind. Wie alle Organe besteht auch die Schilddrüse aus Eiweiß, also Aminosäuren. Sie benötigt für die Herstellung des Schilddrüsenhormons L-Tyroxin bestimmte Nährstoffe. Bekommt sie diese nicht in ausreichender Menge, dann wird nicht genügend L-Tyroxin hergestellt, wodurch es zu Antriebslosigkeit und Stoffwechselproblemen kommen kann. Wir werden dick, träge und müde.

Einer der Hauptbausteine, die die Schilddrüse braucht, um Tyroxin herzustellen, ist die Aminosäure L-Tyrosin; ein Eiweißbaustein, der in der notwendigen Menge nur in Fleisch oder tierischen Produkten vorkommt. Lässt man diese weg und ernährt sich vegan oder vegetarisch, ohne diese Aminosäure in Form eines Nahrungsergänzungsmittels zu sich zu nehmen, dann kann die Schilddrüse kein L-Tyroxin mehr herstellen und stellt nach und nach die Produktion ein. Davor passiert Folgendes: Die Schilddrüse besteht wie bereits erwähnt aus Aminosäuren, unter anderem aus der Aminosäure L-Tyrosin. Was liegt da näher, als dass die Schilddrüse – sofern sie die Aminosäure nicht von außerhalb bekommt – sich diese aus sich selbst heraus nimmt? Sie frisst sich sozusagen selbst auf und zerstört die eigenen Zellen, wodurch sie immer kleiner wird, Knoten bildet und immer weniger Hormone produziert. Man könnte bei Schilddrüsenversagen zwar einfach L-Tyroxin extern zuführen, das hat aber zur Folge, dass die Schilddrüse die Arbeit nach und nach komplett einstellt, da sie das Hormon ja nicht mehr selbst produzieren muss. Eine andere Möglichkeit ist, dass man schaut, was die Schilddrüse zur Herstellung des Hormons braucht, und diese Bausteine in ausreichender Form zuführt, damit sie von sich aus wieder aktiv wird und das Hormon selbst herstellt. Sie sehen, es ist durchaus sinnvoll, sich mit den 47 Nährstoffen intensiver auseinanderzusetzen.

Der Körper verzeiht, er repariert, er erneuert. Aber das geht nur, wenn er die richtigen Baustoffe in der richtigen Menge bekommt.

Denken Sie an das Beispiel des Hausbaus zurück: Wir können viele Steine aufeinanderstellen. Egal, wie Sie sie stellen, Sie bekommen keine Stabilität in Ihre Konstruktion. Lehnen Sie sich gegen eine Wand aufeinandergestapelter Steine, fällt sie um. Nehmen Sie aber Mörtel, eine Mischung aus Wasser, Zement und Sand, und „verkleben" die Steine damit, entsteht ein Mauerwerk, das einem Erdbeben trotzt. Und liefern Sie erst gar keine Baustoffe an die Baustelle, dann kann überhaupt kein Haus gebaut werden. Ich denke Sie erkennen, worauf ich hinauswill: Das Haus sind Sie! Das Haus ist Ihr Körper und die 50 Nährstoffe sind Ihre Baustoffe, die Bindemittel, Schrauben, Nägel und Fliesen. Sie brauchen alle Nährstoffe, denn liefern Sie sie nicht, dann wird kein fertiges, funktionsfähiges Haus entstehen. Mit einem Bruchteil der Nährstoffe können Sie zwar eine Ruine erstellen, aber einen Palast, auf den Sie stolz sein können, eben nicht. Es wird immer einen Sturm geben, der einen Ziegel verschiebt und es reinregnen lässt. Es wird immer ein Stein in der Mauer nicht an seinem Platz sitzen oder ein Leck in der Wasserleitung sein. Aber wenn Sie Ihren Körper stets mit allen benötigten Nährstoffen versorgen, dann schaffen Sie gute Voraussetzungen, damit er solche kleinen Beschwerden im Handumdrehen reparieren kann.

Sie müssen aus sich eine Festung machen – eine Festung, die nichts erschüttert. Nur so können Sie Ruhe und Frieden finden.

Ich denke, das beschreibt eine ganzheitliche Ernährung ganz gut. Eine Unterkunft, einen Unterschlupf, der uns einigermaßen trocken und warm hält, bekommen wir mit wenigen Bausteinen hin, aber einen Palast, in dem wir wohnen und in Frieden leben und schlafen können, eben nicht. Sollten Sie nicht richtig schlafen können, sollten Sie unruhig, unkonzentriert und müde sein, dann kann das daran liegen, dass Ihr Unterschlupf Ihnen nicht die Ruhe und Sicherheit gibt, die Ihr Unterbewusstsein benötigt, um sich zu regenerieren. Ich habe bereits erwähnt, dass Ihr Körper Ihr bester Trainer ist. Er weiß genau, was Sie brauchen und was Ihnen guttut. Und wenn Sie nicht zur Ruhe kommen, wenn Sie sich nicht sicher fühlen, dann fehlt Ihnen etwas. Es fehlt Ihnen aber nichts Materielles um Sie herum, es fehlen Ihnen Bausteine.

Ich möchte gerne noch ein weiteres Beispiel bringen, damit Sie sehen, wieso der ganzheitliche Ansatz so wünschenswert ist: Es gibt so viele Menschen, die unter depressiven Phasen oder Burn-out leiden. Kann ein Mensch keine Freude und kein Glück mehr empfinden, dann liegt das nicht ausschließlich an seiner Einstellung oder den Lebensumständen, denn Glück ist ein chemisches Element im Körper, ein Hormon, das in uns zusammengebaut wird. Der Bauvorgang des Glücks muss durch das Hirn ausgelöst werden, also durch positive Gedanken. Wenn Sie an etwas Schönes denken, dann senden Sie den Befehl „Glück" durch Ihren Körper und die Nebennierenrinde versucht, die entsprechenden Hormone herzustellen. Dafür benötigt sie aber bestimmte Bausteine. Essen wir eingeschränkt und nicht ganzheitlich, dann kann es passieren, dass der Nebenniere genau diese Bausteine fehlen und das erhoffte Glücksgefühl ausbleibt.

Glück ist das Ergebnis eines Bausatzes, der durch einen positiven Impuls im Gehirn ausgelöst wird.

Ja, Glück ist das Ergebnis eines Bausatzes, der durch einen positiven Impuls im Gehirn ausgelöst wird. Leider ist somit auch ein Teufelskreis begründet, denn wenn Sie kein Glück mehr bauen können, dann fällt es Ihnen entsprechend schwer, positive Impulse zu kreieren: Keine Bausteine, kein Glück, keine positiven Gedanken. Der Prozess „Glück" kommt zum Erliegen. Schade ist, dass so viele Menschen denken, dass mit ihnen etwas nicht stimmt, dass sie traurig, energielos und unglücklich sind. Dabei sind sie nur mangelernährt! Sagen Sie das mal einer vorwiegend übergewichtigen Gesellschaft, die alles andere als unterernährt aussieht – das glaubt Ihnen kein Mensch. Aber nur weil uns etwas satt und dick macht, heißt es nicht, dass es dem Körper alle Bausteine liefert, die er braucht.

Andersherum kann man sich auch gut vorstellen, was eine Diät mit Ihnen macht, wenn Sie Ihre Nährstoffzufuhr reduzieren. Können Sie sich vorstellen was da mit Ihrem sowieso schon geringen Energielevel geschieht? Können Sie sich vorstellen, was mit Ihrem Haus, Ihrem Unterschlupf geschieht?

Nahrungsergänzung – ein klares „Ja"!

Mit Nahrungsergänzungsmitteln wird unsere Versorgung planbar, dosierbar und sicher.

Ich bin unendlich dankbar für alle Nahrungsergänzungsmittel, denn sie erlauben es mir, meinem Körper alles zu geben, was er braucht, ohne großes Experimentieren und Raten, was denn nun an Nährstoffen in einer Zucchini drin ist, bei der ich nicht weiß, woher sie genau kommt. Ich kann mit Nahrungsergänzungsmitteln meine Versorgung planbar, dosierbar und sicher machen. Ich kann meine Einnahme genau bestimmen und brauche keine Angst zu haben, dass ich zu wenig Nährstoffe bekomme. Sie finden am Ende des Buches auf Seite 178 eine Tabelle mit einer Aufstellung der 47 Nährstoffe, die Ihre Zellen brauchen. Ich habe noch ein paar nützliche andere (Nähr-)Stoffe hinzugefügt, die Ihre Leistungsfähigkeit weiter ausbauen. Machen Sie sich bitte bewusst, dass das, was ich Ihnen da empfehle, Nahrung ist. Keine Chemie, keine Medikamente und kein Hokuspokus, sondern wissenschaftlich belegte Mindesternährung. Meine Empfehlung: Beschäftigen Sie sich mit dem Thema, denn es geht hier um nichts Geringeres als um Ihre Ernährung und Ihre Gesundheit. Sie brauchen Nährstoffe, um gesund, stark und geistig fit zu sein und zu bleiben. Ohne ist es ein Kampf gegen (Krankheits-)Windmühlen.

Ich möchte an dieser Stelle den führenden Gen- und Alterungsforscher Prof. Dr. David Sinclair zitieren, der in seinem Bestseller *Das Ende des Alterns* sehr treffend schrieb: „Wer behauptet, der Mensch müsse altern, der hat noch nie eine Zelle unter dem Mikroskop gesehen und hat von Mikrobiologie keine Ahnung!" Er ist der festen Überzeugung, dass Altern nicht sein muss, wenn man den Zellen gibt, was sie brauchen.

Dosierung

Was auf den Packungen steht, die sogenannte „empfohlene Tagesdosis" (Recommended Daily Allowance, oder kurz: RDA), hat wenig mit dem zu tun, was Sie tatsächlich brauchen. Dazu möchte ich Ihnen einige Kriterien aufzeigen, auf deren Basis die Einnahmeempfehlungen beruhen. Nicht eines dieser Kriterien hat etwas mit Ihrem Zustand, Ihrer Gesundheit oder Ihrem Altern zu tun, sondern es handelt sich vor allem um diese Fragen:

- Welche Dosis braucht es, um Epidemien vorzubeugen?
- Welche Dosis braucht es, um Mangelerscheinungen zu verhindern?
- Welche Dosis braucht es, um ausgestorbene Mangelerkrankungen fernzuhalten?

In der Tabelle auf Seite 178 dieses Buches sind neben meinen Empfehlungen auch die Einnahmeempfehlungen der Deutschen Gesellschaft für Ernährung e.V. dargestellt. Ich wiederhole mich gern: Diese Werte haben nichts mit gesteigerter Lebensfreude, einem besseren Immunsystem und mehr Leistungsfähigkeit zu tun. Generell gebe ich Ihnen nur gesicherte Werte, die über mehrere Jahre in unabhängigen Studien getestet und als sicher eingestuft wurden. Selbst wenn Sie diese Werte überschreiten, würde nichts Schlimmes geschehen. Sie können sie nicht überdosieren und daran sterben. Das ist nicht möglich, weil der Körper selbst eine einzigartige Regulierungsbehörde ist: Er schafft sich seinen eigenen Mikrokosmos, und das ganz von selbst. Die meisten Mikronährstoffe sind wasserlöslich, und alles, was zu viel in den Körper kommt, spült er einfach wieder aus. Ein Wissenschaftler hat auf die Frage, was wäre, wenn man zu viel von allem nähme, geantwortet: „Man produziert teuren Urin, mehr nicht."

> Sie können sich mit Vitaminen und Nahrungsergänzungsmitteln nicht umbringen, nicht einmal vergiften.

So gelangen die Nährstoffe an die richtige Stelle

Woher wissen denn jetzt die Nährstoffe, wo genau sie hinsollen? Zu der Komplexität der Nährstoffzufuhr kommt an dieser Stelle die Bewegung hinzu: Es muss eine Aktivierung der betreffenden Partien erfolgen. Wie wir aus dem Kapitel Bewegung bereits wissen, muss ein Trainingsreiz gesetzt werden, der das Gewebe und die Muskeln aktiviert. Geschieht das, werden Nährstoffe in den aktivierten Bereich geliefert. Das könnte eine Erklärung dafür sein, warum so viele Menschen mehr oder weniger erfolglos Nahrungsergänzungsmittel zu sich nehmen und keine Wirkung erzielen. Das Ganze erfordert ein gewisses Verständnis für das Gesamtzusammenspiel. Bewegung ohne Ernährung ergibt keinen Sinn, ebenso wenig wie Ernährung ohne Bewegung. Eines bedingt das andere. Selbstverständlich hat beides auch losgelöst voneinander positive Wirkungen und Effekte, aber eben nicht in dem Umfang, in dem man es erwartet und erwarten könnte, wenn man alles richtig macht. Es ist nicht einfach, aber es ist auch nicht unmöglich.

> Bewegung ohne Ernährung ergibt keinen Sinn, ebenso wenig wie Ernährung ohne Bewegung.

Einnahmeempfehlungen

Fangen Sie bitte nicht an mit „ein bisschen hiervon und ein bisschen davon". Entweder ganz oder gar nicht. Überlegen Sie sich genau, welche Nahrungsergänzungsmittel Sie in Ihrer aktuellen Lebenssituation einnehmen möchten und nehmen Sie anschließend genug davon. Wir wollen ja auf- und ausbauen, und dazu brauchen wir gewisse Mengen. Zudem ist es wichtig, dass Sie nicht davon ausgehen, dass Sie sofort etwas spüren, denn ein Nahrungsergänzungsmittel braucht Zeit, um seine Wirkung zu entfalten. So richtig etwas merken werden Sie frühestens nach vier Monaten. Das gibt Ihnen eine Vorstellung davon, wie viel Geduld Sie mit sich und dem Programm haben müssen. Sie sollten außerdem darauf achten, dass Sie langsam mit der Nährstoffzufuhr beginnen. Lassen Sie am besten durch eine Atemabgasanalyse Ihren Makronährstoffbedarf und -verbrauch bestimmen, gefolgt von der Messung Ihrer Blutzusammensetzung. Basierend auf diesen Werten kann man Defizite schnell erkennen und eine sehr zielorientierte Planung erstellen. Wer das Geld nicht investieren möchte oder kann, der sollte anfangen, sich über die Hauptnährstoffe Gedanken zu machen, die elementar wichtig sind.

> Man muss kein Vermögen für Nährstoffe ausgeben. Mit 20 Euro im Monat kann man schon einen guten Grundstein legen. Gesundheit muss also nicht unbedingt teuer sein.

Natürlich ist es ungewohnt, wenn sich auf einmal die Nährstoffzufuhr verändert und natürlich ist lecker essen anders und schöner. Selbstverständlich wäre es mir auch lieber, ich könnte mit frischen Lebensmitteln alles decken was ich brauche, aber man muss Realist sein und verstehen, dass dies in unserer Zeit, mit der Ausbeutung der Böden und den massiven äußeren Belastungen nicht mehr möglich ist. Der Kampf der Gesundheit wird mit modernen Mitteln gekämpft. Es sind moderne Krankheiten, die uns angreifen, und wir können nicht mit dem Denken und Handeln des Altertums dagegen angehen. Sie können allein mit Nahrung überleben, doch damit entscheiden Sie sich für den normalen Alterungsprozess. Möchten Sie jedoch dem normalen Ablauf der Alterung entgegenwirken und mehr an Ihrer Gesundheit arbeiten, dann müssen Sie Ihren Körper entsprechend mit Nährstoffen versorgen.

Makronährstoffe in Balance

Wir brauchen alle Makronährstoffe, denn sie sind allesamt an allen Prozessen im Körper beteiligt. Lassen wir etwas weg, laufen wir Gefahr, dass vieles nicht richtig funktioniert. In welcher Form der Körper diese Nahrung bekommt, ist ihm relativ egal. Es ist ihm nur nicht egal, in welchen Abständen.

Der Verdauungsprozess beginnt mit der Nahrungsaufnahme und endet mit dem Ausscheiden. In einem gesunden, aktiven Körper dauert das Ganze ca. acht bis zehn Stunden. Bei hauptsächlich sitzender Tätigkeit kann das schon mal länger dauern. Die sogenannte Vorverdauung braucht ca. drei Stunden. Danach ist der Magen wieder leer und der Insulinspiegel im Blut fängt an, sich zu normalisieren. Der Körper kann anfangen, Leistung zu erbringen und Fett zu verstoffwechseln. Ideal wäre es, wenn wir dem Körper jetzt noch ein bis zwei Stunden Zeit geben, um zu verbrennen, und dann nach ca. vier bis fünf Stunden erneut etwas essen. Dreimal täglich eine gute Mahlzeit zu sich nehmen, satt essen, dazwischen viel trinken und keine (!) Zwischenmahlzeiten. Weder Cappuccino oder Obst noch Kekse oder andere Snacks. Dann werden Sie sehen, dass es mit der Figurveränderung und dem Stoffwechseltuning gleich viel besser klappt.

Eiweiß

> Die Verfügbarkeit von Eiweißquellen, wie wir sie heute kennen, ist in den letzten Jahrzehnten stark angestiegen.

Unser Körper besteht zu einem großen Teil aus Eiweiß. Jede Zelle und jede Zellummantelung besteht aus Eiweiß, das Bindegewebe, das uns zusammenhält, ist eine Eiweißstruktur. Eiweiße, auch Proteine genannt, sind elementare Bausteine des Lebens. Sie setzen sich aus Aminosäuren zusammen, kleinen Eiweißbausteinen, aus denen alles Mögliche gemacht ist: Muskelfasern, Organe, Blut, aber auch Hormone und Enzyme. Wenn Sie Eiweiß zu sich nehmen, wird es im Körper in diese kleinen Aminosäuren aufgespalten und dort eingesetzt, wo es benötigt wird. So laufen zum Beispiel Reparaturprozesse im Körper mit Eiweiß ab. Das merken Sie, wenn Sie sich mal verletzt haben oder operiert wurden oder einfach nur Muskelkater haben, denn alles heilt schneller und effektiver, wenn die Eiweißversorgung stimmt.

Die Menschen früher nahmen weniger Eiweiß zu sich als heute, nichtsdestotrotz hat es das Eiweiß auch heutzutage noch schwer: Die Angst vor einem zu hohen Cholesterinspiegel sowie der zunehmende Verzicht auf tierische Produkte bescheren den Proteinen zurzeit nicht gerade den besten Ruf. Die Vernachlässigung der Eiweißzufuhr ist eines der großen Probleme des Alterns: Muskeln schwinden, denn durch einen ständigen Eiweißmangel frisst sich der Körper quasi selbst auf. Wir haben immer weniger Muskeln, was wieder andere Probleme auslöst, denn unsere Muskeln sind die Brennöfen unseres Körpers; sie verbrennen am meisten Energie. Nimmt aber die Muskelmasse ab und wir essen so weiter wie bisher, werden die Brennstoffe nicht mehr von den Muskeln benötigt und stattdessen in Fett umgewandelt – wir werden dick. Weniger Muskeln, weniger Kraft, mehr Fett, mehr Ge-

> Die Vernachlässigung der Eiweißzufuhr ist eines der großen Probleme des Alterns.

wicht. Die Belastung auf die Gelenke und auf den Rücken nimmt zu, da ja der Stütz-, Trage- und Halteapparat, also unsere Muskeln, nachgelassen hat. Die Gelenke nutzen sich mehr ab, der Druck auf die Bandscheiben nimmt zu. Ein gefährlicher Kreislauf.

Außerdem benötigen wir Eiweiß, wenn wir uns bewegen und Muskeln aufbauen möchten. Es gibt im Bereich des Abnehmens ja nicht nur die Möglichkeit des Kalorienreduzierens, sondern viele Menschen lassen ihre Essgewohnheiten gleich und fangen an, sich sportlich zu betätigen. Hört sich erst mal vernünftig an: Wir reduzieren nicht die Zufuhr, sondern erhöhen den Bedarf. Top! Ja, das wäre es tatsächlich, wenn da nicht etwas zu beachten wäre: Fangen Sie nun an, sich sportlich zu betätigen, dann aktivieren Sie Ihre Muskeln. So weit, so gut. Wie wir aber schon gelernt haben, zerstört Bewegung das Muskelgewebe. Dies gilt es wiederaufzubauen und im besten Fall zu stärken. Das geht nur durch eine erhöhte Eiweißaufnahme! Wird dieser erhöhte Eiweißbedarf nicht erfüllt, dann reduzieren wir wieder Muskeln. Sehen Sie schon, wo das hinführt? Es kommt zur gleichen Situation, als hätten Sie eine Diät gemacht: Sie reduzieren Ihre Energieverbraucher und schaden damit Ihrem Stoffwechsel. Das ist der Grund, weshalb so viele Menschen ihren Vertrag in einem Fitnessstudio wieder kündigen, da sie keinen erkennbaren Erfolg feststellen können und trotz Quälerei nicht abnehmen oder sogar zunehmen. Ja, man trainiert sich die Muskeln weg, wenn man ihnen nicht ausreichend Bausteine für den Wiederaufbau zur Verfügung stellt, und zerstört gleichzeitig den Stoffwechsel.

Sie sehen an diesem Prozess erneut, wie alles ineinandergreift und dass man eben nicht mal so nebenbei einen Ernährungs- und einen Trainingsplan aufstellen kann und der Erfolg dann automatisch garantiert ist. Eins bedingt das andere und es gibt sehr wenige Personen, Trainer, Ernährungsberater oder Gesundheitscoaches, die über das entsprechende Wissen verfügen.

Eines ist sicher: Achten Sie auf Ihre Muskeln und Ihre Eiweißzufuhr, dann müssen Sie nie wieder Punkte oder Kalorien zählen. Das Leben mit Muskeln kann sehr entspannt sein. Nicht weil sie stark machen, sondern weil sie den Stoffwechsel bestimmen. Das muss man verstanden haben, um sein Ziel erreichen zu können. Was müssen Sie über Eiweiß wissen?

- Eiweiß hat keine Nebenwirkungen.
- Essen Sie so viel Eiweiß, wie Sie können oder wollen.
- Es erhält Ihre Muskeln.
- Es erhält und strafft Ihr Gewebe.
- Es fördert Ihr Immunsystem, Ihre Verdauung und Ihren Kreislauf.
- Es hilft gegen Falten.

Nehmen Sie alle Nährstoffe in Hülle und Fülle zu sich, essen Sie so viel Eiweiß, wie Sie können, und spüren Sie, was passiert.

Machen Sie sich noch einmal bewusst, dass Sie für alle Prozesse Ihres Körpers Proteine brauchen. Wenn unsere Muskelmasse schwindet, lässt auch unsere Energie nach. Das, was uns im wahrsten Sinne des Wortes „bewegt“, verschwindet. Dann haben wir keine Lust mehr, uns zu bewegen, weil uns alles wehtut. Dieser Teufelskreis muss durchbrochen werden.

Die aktuelle Lehrmeinung ist, dass der Mensch 0,8 Gramm Eiweiß pro Kilogramm Körpergewicht benötigt. Heute gibt es bereits unzählige Studien, die besagen, dass man erst ab zwei Gramm Eiweiß pro Kilogramm Körpergewicht eine Verbesserung der Lebensqualität, des Stoffwechsels, des Immunsystems, der Organe und des Muskel-Skelett-Apparates erfährt. Wahrscheinlich werden Sie staunen, wenn Sie hören, wie viel ich Ihnen empfehle, aber ich sage nur: Ja, so viel. Bitte behalten Sie im Hinterkopf, dass es keine Überdosierung gibt und Sie von Eiweiß *nicht* dick werden können. Ich mache Ihnen ein paar Vorschläge, und Sie entscheiden, welchem Sie folgen möchten.

1. **Sie möchten leben.** Dann sollten Sie nach der DGE-Empfehlung 0,8 bis 1 Gramm Eiweiß pro Kilogramm Körpergewicht und Tag zu sich nehmen. Damit ist (Über-)Leben möglich, aber der Verfall vorprogrammiert.
2. **Sie möchten erhalten bleiben.** Dann sollten Sie zwischen 1 und 1,5 Gramm Eiweiß pro Kilogramm Körpergewicht und Tag zu sich nehmen. So erhalten Sie bei Untätigkeit Ihre Masse, aber nicht bei sportlicher Belastung oder Stress.
3. **Sie möchten aufbauen und nicht verfallen.** Dann sind Sie bei 1,5 bis 2 Gramm Eiweiß pro Kilogramm Körpergewicht und Tag. Das ist schon ganz ordentlich und garantiert Ihnen weniger Hunger, eine bessere Figur und mehr Fitness.
4. **Sie möchten ganzheitlich fit und gesund bleiben.** Dann sind wir bei über 2 bis hin zu 3 Gramm Eiweiß pro Kilogramm Körpergewicht und Tag. Damit füllen Sie leere Speicher auf und geben den Muskeln und dem Körper, was sie wirklich brauchen. Sie stärken Ihr Immunsystem und Ihren Skelettapparat und haben weniger Hunger auf Zucker.

Keine dieser Angaben wird Ihnen schaden. Absolut nicht. Eiweiß ist der einzige Makronährstoff, der keine Nebenwirkungen hat.

Im Folgenden kommen ein paar Eiweißquellen, verbunden mit der Aufforderung an Sie, sich mit dem Thema auseinanderzusetzen. Drehen Sie die Packungen um und lesen Sie die Inhaltsstoffe und Angaben. Alles, worauf Zucker (auch versteckter) steht, ist mit Vorsicht zu genießen. Fokussieren Sie sich auf Eier, Fisch, Fleisch, Wild, Huhn, Meerestiere, Quark, Quinoa, Hülsenfrüchte, Soja und Sprossen. Versuchen Sie, Milch zu vermeiden. Ich habe die Erfahrung gemacht, dass Milch eine sehr schlechte Eiweißquelle ist. Sie kann den Darm verkleben und sorgt manchmal für eine schlechte Resorption von Nährstoffen. Wenn Sie Milchtrinker sind, dann lassen Sie die Milch mal für ein paar Tage weg und schauen Sie, wie es Ihnen geht.

Meine persönliche Empfehlung für Sie: Nutzen Sie Eiweißshakes (Eiweißpulver zum Anrühren). Viele denken, das ist Chemie und haben Vorurteile. In der Tat waren diese Shakes lange

Zeit der Bodybuildingwelt vorbehalten und sind dadurch negativ belastet. Mittlerweile sind Eiweißshakes fast schon sexy. Also scheuen Sie sich nicht, probieren Sie es aus. Sonst wird es schwer, allein mit Fisch, Fleisch und Co. auf die gewünschte Menge Eiweiß zu kommen. Sie sollten jedoch darauf achten, dass Sie etwas Hochwertiges nehmen, nämlich Molkenprotein-Isolate, auch Whey Protein Isolat genannt. Kaufen Sie bitte keine Billigprodukte, die sind nicht ohne Grund billig.

Nahrungsmittel mit hohem Eiweißgehalt

NAHRUNGSMITTEL	EIWEISS IN g/100 g
ein Ei	7
Mais	8
Kidneybohnen	9
Magerquark	12
Dinkelvollkornflocken	14
Weizenkleie	15
Hering	19
Thunfisch	21
Krabben	22
Lachs	22
Linsen	23
Leinsamen	24
Erdnüsse	25
mageres Fleisch	20–25
Light-Käse (17 % Fett)	31

Lieber Quark als Joghurt

Nur weil Joghurt weiß ist, heißt das nicht, dass auch viel Eiweiß drinsteckt! Ganz im Gegenteil: In Joghurt, auch in Naturjoghurt, ist extrem wenig Eiweiß enthalten, dafür ist der Anteil des (Milch-) Zuckers sehr hoch. Deshalb ist Joghurt *keine* gute Eiweißquelle und eher als Energie- bzw. Zuckerlieferant zu betrachten. Wenn Sie mir nicht glauben, schauen Sie sich bitte die Nährwerte eines Bechers Naturjoghurt an und vergleichen Sie diese mit einem Becher Magerquark. Wenn Ihnen Magerquark zu streng schmeckt, können Sie auch Naturquark mit 20 Prozent Fett essen; das ist immer noch besser als Joghurt.

Kohlenhydrate

Kohlenhydrate sind Energielieferanten für den Körper, für die Muskeln und fürs Hirn. Ich möchte Zucker bzw. die Kohlenhydrate nicht schlechtmachen, aber ich möchte davor warnen, die Ernährung hauptsächlich mit diesem Makronährstoff zu gestalten. Im Übermaß genossen macht er Sie müde, träge und auf Dauer dick und krank. Wenn Sie aufmerksam gelesen haben, dann wissen Sie bereits, dass ich davor warne, einen der 50 Nährstoffe wegzulassen. Ich verbiete Ihnen also auf keinen Fall Schokolade oder Ähnliches, Sie dürfen auch gerne Kuchen essen – solange Sie das alles mit einem Lächeln tun. Denn wenn Sie etwas nicht so Gesundes essen – und Sie wissen, was nicht gesund ist –, dann bitte mit Genuss! Wenn Sie das nicht können, dann essen Sie es lieber nicht, denn wenn Sie sich danach ärgern, ist das doppelt schlecht für den Körper. Erst das Insulin aus den Kohlenhydraten, und dann noch das Stresshormon Cortisol durch das schlechte Gewissen: ein Super-GAU für Figur und Laune.

Wenn Sie etwas nicht so Gesundes essen, dann bitte mit Genuss!

Dennoch ist es für eine ganzheitliche Ernährung nicht notwendig, die Kohlenhydrate wegzulassen. Die einzige Situation, in der Sie darauf verzichten können und sollten, ist beim Detoxen, das wir ab Seite 161 besprechen werden. Aber das hat einen medizinischen Grund und viele nützliche Effekte und ist zudem bewusst geplant. Ansonsten hat der Verzehr von Kohlenhydraten eine Hormonproduktion und -ausschüttung zur Folge, die wir brauchen. Er startet einen hormonellen Prozess, der vieles in Gang bringt. Vom Wachstumsprozess über den Energiebereitstellungsprozess bis hin zur geistigen Konzentration – Hormone sind quasi an allem im Körper beteiligt.

Die verschiedenen Zuckerarten

Man unterscheidet verschiedene Kategorien von Zucker (Kohlenhydraten), je nachdem, aus wie vielen Zuckermolekülen sie bestehen:

- Einfachzucker (Monosaccharide) wie Fruchtzucker und Traubenzucker
- Zweifachzucker (Disaccharide) wie Milchzucker und Rohrzucker
- Dreifachzucker (Trisaccharide) wie in Honig
- Mehrfachzucker (Polysaccharide) wie in Vollkornbrot, -reis, -nudeln und Kartoffeln

Fette verbrennen im Feuer der Kohlenhydrate! Das macht es so schwer, mit einer kohlenhydratreduzierten Ernährung Fett abzubauen.

Wie viele Kohlenhydrate brauchen Sie nun? Sie brauchen für Ihr Gehirn zwischen 100 und 200 Gramm komplexer Kohlenhydrate, am besten Vollkorn und Vollwertkost. Das sind schon mal ca. 400 bis 800 kcal am Tag allein durch Kohlenhydrate. Bewegen Sie sich viel und sind geistig aktiv, dann können Sie gern auf 300 bis 400 Gramm Kohlenhydrate steigern, das macht dann 1.200 bis 1.600 kcal am Tag. Da müssen Sie aber schon ganz schön aktiv sein. Außerdem kommt es stark darauf an, woraus die Kohlenhydrate bestehen. Es gibt Lebensmittel aus Einfachzuckern wie Schokolade, Würfelzucker, Fast Food und Saft, die Sie nur sehr bedingt zu sich nehmen sollten. Stattdessen sollten Sie lieber auf Mehrfachzucker setzen, die langsamer verwertet werden und unter anderem in Vollkornprodukten enthalten sind. Essen Sie zum

Beispiel Müsli zum Frühstück, gern mit Obst, und gutes Vollkornbrot. Mittags dann Vollkornreis und -nudeln oder Kartoffeln, Quinoa und Hirse. Gegen Abend sollten Sie die Kohlenhydrate einschränken und lieber auf Salat und Eiweiß setzen, denn Kohlenhydrate am Abend lassen den Insulinspiegel im Blut nur unnötig ansteigen, und das belastet den Organismus und die Fettverbrennung und Sie schlafen schlecht.

Auswahl an guten und schlechten Kohlenhydraten

GUTE KOHLENHYDRATE	SCHLECHTE KOHLENHYDRATE
Vollkornbrot	Weißbrot, Brötchen
Vollkornnudeln	Nudeln
Vollkornreis	Parboiled-Reis
Haferflocken	Cornflakes
Dinkelvollkornbrötchen	Joghurt
Kartoffeln	Fast Food
Linsen, Kidneybohnen	Süßigkeiten
Nüsse	Kuchen, Plätzchen, Kekse, Schokolade
Weizenkleie	Weißmehl
Obst/Gemüse	Haushaltszucker, gezuckerte Getränke

Fette

Auch diesen Makronährstoff darf man auf keinen Fall weglassen. Der Körper speichert in erster Instanz das, was wir ihm vorenthalten. Lassen Sie das Fett in Ihrer Nahrung weg, dann wird der Körper zunächst das speichern, was er nicht mehr bekommt, und das ist Fett. Machen Sie sich bitte bewusst: Ihr Organismus braucht Fett, ohne Fett können wir nicht abnehmen. Es kann sogar zu Depressionen, Gewichtszunahme und schweren Krankheiten kommen, wenn wir Fett und insbesondere die guten Fette weglassen. Man muss nämlich zwischen den guten und den weniger guten Fetten unterscheiden. Der Körper braucht die richtig guten Fette für viele Reparaturprozesse, unsere Hormonsteuerung, Stoffwechselprozesse, Reinigungsprozesse und vieles mehr.

Wie bei den Zuckern lassen sich auch die Fette unterteilen, und zwar in:

- gesättigte Fettsäuren (Transfette), z. B. in Frittiertem und Fertiggerichten sowie Butter,
- einfach ungesättigte Fettsäuren, z. B. in Olivenöl, Rapsöl und Fisch,
- mehrfach ungesättigte Fettsäuren, z. B. in Nüssen, Fischöl, Sonnenblumenöl, Kürbiskernöl und Distelöl

Für eine ganzheitliche Ernährung brauchen Sie gesunde Fette.

Für eine ganzheitliche Ernährung brauchen Sie Fett. Was Sie nicht brauchen, ist das Fett aus Fast Food und Pommes. Es schadet Ihnen, denn dadurch, dass diese Fette gesättigt sind, kann der Körper sie schlecht zur Energiegewinnung nutzen und lagert sie lieber in seinen Fettzellen ein. Die ungesättigten Fettsäuren hingegen sind reaktionsfreudiger, sodass der Körper daraus Energie gewinnen kann. Wir werden davon nicht so leicht dick, sondern nutzen sie beispielsweise für Stoffwechselprozesse und die Neubildung von Zellen. Die mehrfach ungesättigten Fettsäuren erfreuen sich unter dem Namen Omega-3- und Omega-6-Fettsäuren mittlerweile immer größerer Beliebtheit. Sie sind lebensnotwendig, und da wir sie nicht selbst bilden können, kommen wir nicht drum herum, sie zu uns zu nehmen. Lange Zeit wurden sie völlig unterschätzt, aber heute weiß man, dass sie so unglaublich viele positive Eigenschaften haben, dass es schon fast beängstigend ist, wenn man den Körper nicht in ausreichender Menge damit versorgt. Gerade den Omega-3-Fettsäuren werden cholesterinsenkende, gefäßreinigende und entzündungshemmende Eigenschaften nachgesagt.

Auswahl an Nahrungsmitteln mit mehrfach gesättigten Fettsäuren

ÖLSORTE	ANTEIL DER OMEGA-6-FETTSÄURE IN %	ANTEIL DER OMEGA-3-FETTSÄURE IN %
Kakaobutter	3	0
Kokospalmöl	3	0
Leinöl	15	60
Maiskeimöl	52	1
Olivenöl	7	1
Rapsöl	20	9
Sojaöl	53	8
Sonnenblumenöl	63	0,5
Walnussöl	59	12
Weizenkeimöl	52	10

Das perfekte Verhältnis

Ich möchte das an dieser Stelle in einen Gesamtzusammenhang bringen, damit am Ende der Makronährstoffdarstellung ein komplettes Bild entsteht. Hier also eine Empfehlung, die für jeden erwachsenen Menschen geeignet ist.

Frauen

Tägliche Nahrungsaufnahme von ca. 1.600 bis 1.700 kcal, davon:
150 g Eiweiß (ca. 600 kcal)
150 g Kohlenhydrate (ca. 600 kcal)
50 g Fett (ca. 450 kcal)

Männer

Tägliche Nahrungsaufnahme von ca. 2.000 bis 2.200 kcal, davon:
200 g Eiweiß (ca. 800 kcal)
200 g Kohlenhydrate (ca. 800 kcal)
60 g Fett (ca. 540 kcal)

Diese Werte basieren auf einem normalen und gesunden Stoffwechsel eines erwachsenen Mannes und einer erwachsenen Frau. Wenn Sie allerdings Ihren Stoffwechsel durch diverse Diäten aus dem Gleichgewicht gebracht haben, dann wird er einen Moment brauchen, um wieder in Gang zu kommen. Es gibt eine Faustregel bei der Ernährungsumstellung: Es dauert in der Regel mindestens sechs Monate, bis der Stoffwechsel sich umstellt und wieder aktiv wird. Das hängt aber im Wesentlichen von Ihnen ab und davon, welche Ausgangsposition Sie haben. Es kann auch durchaus zwei Jahre dauern! Wer sein halbes Leben Diäten gemacht hat, kann nicht erwarten, dass sich alles innerhalb von sechs Monaten wieder einpendelt. Dann kommen noch Stoffwechsel-, Hormon- und Essstörungen hinzu, die man so nicht absehen kann. Deshalb haben Sie bitte Geduld mit sich und schreiben Sie mir im Fall der Fälle einfach eine E-Mail.

Es dauert in der Regel mindestens sechs Monate, bis der Stoffwechsel sich umstellt und wieder aktiv wird.

In jedem Fall kommen Sie nicht umhin, sich mit den Nährwertangaben Ihrer Lebensmittel zu beschäftigen. Die meisten denken jetzt vielleicht „Puh, das ist viel Arbeit und kompliziert“. Nein, das ist es nicht. Sie müssen im Prinzip nur einmal auf Ihre Lebensmittel schauen, denn Sie vergessen ja nicht bis zum nächsten Einkauf, ob ein Nahrungsmittel gut oder schlecht ist. Man muss auch nicht die genauen Zahlen auswendig lernen. Sie müssen nur einmal schauen, wie die Anteile der Makronährstoffe verteilt sind. Sobald Sie sehen, dass mehr Kohlenhydrate und Fette als Eiweiß enthalten sind, dann wissen Sie, dass Sie diese Lebensmittel eher meiden sollten, denn sie machen tendenziell dick und schlapp. Damit möchte ich an Ihre Eigenverantwortung appellieren: Niemand kann besser beurteilen, was in Ihren Körper kommt, als Sie selbst.

Es liegt im wahrsten Sinne des Wortes in Ihrer Hand, was Sie essen und was Sie zu sich nehmen.

Mikronährstoffe in Balance

Nun fehlen noch 47 kleine Elemente, die mehr Gewicht haben, als man denkt, und mehr Einfluss auf alle Prozesse des Körpers, als uns vielleicht lieb ist. Denn ohne Vitamine, Mineralien und Spurenelemente kann unser Körper nur ganz schwerlich arbeiten. Das wäre so, als sollten Sie mit bloßen Händen ein riesiges Loch graben. Gebe ich Ihnen einen Bagger, geht das ganz leicht. Gebe ich Ihnen nichts, dann sind Sie sehr schnell müde und erschöpft. Wenn Sie sich täglich müde und erschöpft fühlen, dann kann ich Ihnen nur raten, mehr Mikronährstoffe zu sich zu nehmen. Und auch, wenn Sie aktiv und präventiv etwas für Ihre Gesundheit tun möchten.

Nehmen wir als Beispiel Vitamin C, das wie viele bereits wissen das Zellschutzvitamin ist. Lassen wir es weg, sterben wir nach kurzer Zeit an Skorbut, dem Zelltod. Heute ist es fast unmöglich, daran zu sterben, aber eben nicht ganz unmöglich.

Gefolgt wird das Vitamin C von den B-Vitaminen. Diese sind unerlässlich für unseren Nahrungs- und Hirnstoffwechsel. Lassen wir sie weg, dann können unser Stoffwechsel und unser Gehirn einfach nicht richtig arbeiten.

Bor und Chrom: Von diesen beiden Spurenelementen haben Sie vielleicht noch nie gehört, aber beide sind wichtig für den Zucker- und Fettstoffwechsel. Eine Unterversorgung kann eine unerklärliche Gewichtszunahme und eine Verschiebung der Muskel- und Fettmasse im Körper zur Folge haben. Das geschieht nicht über Nacht, aber wenn Sie Schwierigkeiten mit dem Bauchfett oder mit Diabetes haben, könnte es an einem Bor- und Chrommangel liegen.

> Ganzheitliche Ernährung bedeutet: Nährstoffe gezielt und reichlich zuführen.

Eisen und Coenzym Q10: Diese Stoffe sind unverzichtbar für Lunge, Herz und Sauerstoff. Wenn Sie merken, dass Sie müde, abgeschlagen, unfit sind und wenig Kondition haben, dann kann es an einem Eisen- und Q10-Mangel liegen. Gerade Frauen neigen, durch die Menstruation bedingt, oft zu Eisenmangel. Auch

Veganer oder Vegetarier leiden oft unter diesen Mängeln, da Eisen und Q10 hauptsächlich in Leber und öligem Fisch vorkommen.

Tyrosin und Tryptophan: Die eine dieser Aminosäuren brauchen Sie für die Dopaminproduktion in Körper und Gehirn, die andere für einen erholsamen Schlaf. Ein Mangel an Tyrosin verursacht Lustlosigkeit und Antriebslosigkeit. Das merken Sie erst, wenn Sie es mal ein paar Tage genommen und die Speicher aufgefüllt haben. Mit ausreichend Dopamin geht es uns richtig gut. Tryptophan sorgt dafür, dass in Ihrem Hirn während des Schlafens Ruhe einkehrt. Sie kommen schneller in die Tiefschlafphase, und der Schlaf wird erholsamer.

DHEA: Unsere Leistungsfähigkeit hängt auch sehr stark von unserem Hormonstatus ab. Haben Sie viele Hormone, dann haben Sie Energie und Feuer. Wir kennen die Sturm- und Drangzeit in den Zwanzigern. Die können wir auch mit 50, 60 oder 80 noch haben, dazu müssen wir aber die Hormonproduktion wieder ankurbeln, und zwar mit DHEA, enthalten unter anderem in der Yamswurzel.

An diesen einfachen und simplen Beispielen möchte ich Ihnen deutlich machen, dass Sie nicht darum herumkommen, sich mit dem Thema Nahrungsergänzungsmittel zu beschäftigen.

Die Mindestversorgung für Ihren Neustart

Im Folgenden stelle ich Ihnen einige der Nährstoffe, die Sie für den Detox mit der B-E-R-G-Formel brauchen, genauer vor. Die ausgewählten Beispiele umfassen die wichtigsten Bausteine mit dem größten Einfluss auf Ihren Körper, weshalb sie für den B-E-R-G unerlässlich sind. Eine vollständige Auflistung aller Nährstoffe finden Sie am Ende dieses Buches auf Seite 178. Denn insgesamt gilt: Bauen Sie alle 50 Nährstoffe in Ihrem Körper massiv aus und auf, dann kann Sie so schnell nichts mehr erschüttern und aus der Bahn werfen: kein Virus, keine Bakterien, kein Stress.

Wenn Sie Ihre Nährstoffversorgung ausbauen, dann ist Ihr Immunsystem maximal belastbar. Davon profitieren Sie Ihr Leben lang.

Eiweiß

Dazu habe ich Ihnen schon ganz viel erklärt. Noch mal kurz auf den Punkt gebracht: Eiweiß ist neben Kohlenhydraten und Fetten der dritte Hauptnährstoff. Es liefert dem Körper wichtige Bausteine, die sogenannten Aminosäuren. Ohne Proteine kann der Mensch nicht überleben, denn die Aminosäuren sind an vielen Prozessen im Körper beteiligt. Wenn unsere Muskelmasse schwindet, lässt auch unsere Energie nach. Das, was uns im wahrsten Sinne des Wortes „bewegt“, verschwindet. Dann haben wir keine Lust mehr, uns zu bewegen, weil uns alles wehtut. Dieser Teufelskreis muss durchbrochen werden. Stellen Sie sich bestehenden Schmerzen und bewegen Sie sich trotzdem. Nehmen Sie alle Nährstoffe in ausreichender Menge zu sich, essen Sie so viel Eiweiß wie möglich und spüren Sie, was passiert.

Kollagen

Kollagen ist ein Protein, das hauptsächlich aus den Eiweißbausteinen Glycin (33 Prozent), Prolin (12 Prozent) und Hydroxyprolin (10 Prozent) besteht. Es ist unter anderem in Sehnen, Gelenkknorpeln und in der Haut zu finden. Das sind alles Körperteile, bei denen es auf Spannkraft und Zugfestigkeit ankommt. In der Haut dient Kollagen demnach als Stütze und sorgt für Elastizität und trägt so dazu bei, dass wir frisch und jung aussehen.

Etwa 30 Prozent der gesamten Proteinmenge in unserem Körper zählt zur Gruppe der Kollagene. Der Körper kann Kollagen selbst herstellen, im Erwachsenenalter baut der Körper jedoch immer weniger davon auf. Das macht sich bemerkbar: Die Gelenke verschleißen, die Knochen werden brüchiger, die Muskeln schwächer und die ersten Falten werden sichtbar. Bei älteren Personen sowie bei Rheumatikern, Arthrosepatienten, Diabetikern und Rauchern ist das Bindegewebe zudem stärker belastet als bei Gesunden. Ebenso müssen Menschen mit Hautschäden, Wunden oder Muskelabbau mehr Bindegewebe aufbauen. Auch Body-

> Unser Körper baut über die Jahre immer weniger Kollagen auf.

builder greifen für den Gelenkschutz und den Muskelaufbau häufig zu Kollagenprodukten.

Arginin

Arginin ist ebenfalls ein Eiweißbaustein. Es sorgt für geweitete Gefäße, fördert einen freien Blutfluss und verbessert die körpereigene Blutdruckregulation. Diese Eigenschaften wirken der Entstehung von Arteriosklerose, Bluthochdruck und Herz-Kreislauf-Krankheiten entgegen. Auch auf die Sehkraft, Fruchtbarkeit, Immunabwehr sowie die Regulation des Blutzucker- und Cholesterinspiegels hat Arginin einen positiven Einfluss.

Vitamin D3

Vitamin D ist das Sonnenhormon, das Gute-Laune-Hormon. Wir brauchen es nicht nur für gesunde Knochen, sondern auch für die Stimmung. Fehlt es, können sogar Depressionen die Folge sein. Ihr Körper kann eine ausreichende Menge Vitamin D produzieren, wenn Sie eine halbe Stunde mit kurzen Hosen, kurzärmeligem Hemd und ohne Kopfbedeckung der Mittagssonne ausgesetzt sind (Achtung: Sonnenbrandgefahr!). Aber wer in unseren Gefilden kann schon von sich sagen, dass er diese Menge das ganze Jahr abbekommt? Die Lösung: Vitamin D von außen zuführen. Möchten Sie, dass es Ihrer Psyche gut geht, sollten Sie immer für einen maximal gefüllten Vitamin-D-Speicher sorgen.

Vitamin B12

Dieses Vitamin ist besonders wichtig für unseren Körper, da es an vielen essenziellen Prozessen beteiligt ist. Unter anderem spielt dieser Nährstoff eine entscheidende Rolle bei der Zellerneuerung, der Bildung von Neurotransmittern sowie bei der Verwertung von Fetten und Proteinen. Verfügen unsere Speicher hingegen über zu wenig Vitamin B12, kann es unter anderem zu Blutarmut und somit zu starker Erschöpfung kommen. Leider bemerkt man die negativen Symptome erst, wenn der Mangel bereits über einen längeren Zeitraum andauert. Umso wichtiger ist es, unseren Körper konstant mit diesem lebenswichtigen Nährstoff zu versorgen. Er kann ihn nicht selbst produzieren, weshalb er ausschließlich von außen zugeführt wird. Zu finden ist Vitamin B12 hauptsächlich in tierischen Produkten wie Milch oder Fleisch. Die gute Nachricht ist: Bereits geringe Mengen können im Körper ihre volle Wirkung entfalten.

Omega-3-Fettsäuren

Omega-3-Fettsäuren gehören, wie Sie schon gelesen haben, zu den mehrfach ungesättigten Fettsäuren und sind lebensnotwendig. Sie liefern dem Körper wichtige Baustoffe und sind daher auch unter der Bezeichnung „gute“ Fette bekannt. Omega-3-Fettsäuren sorgen unter anderem für eine flexible Zellmembran, eine gesunde Hirnaktivität und eine gute Durchblutung. Zudem beugen sie Herz-Kreislauf-Erkrankungen vor, unterstützen sowohl die Hormonbildung als auch die Zellteilung und wirken darüber hinaus entzündungslindernd. Da der Körper sie nicht vollständig selbst herstellen kann, müssen essenzielle Fettsäuren über die Nahrung oder in Form von Nahrungsergänzungsmitteln aufgenommen werden.

Magnesium

Dieser Nährstoff ist absolut unverzichtbar, da er für unzählige Körperfunktionen und Stoffwechselprozesse benötigt wird – mehr als 300, um Ihnen einen groben Eindruck davon zu geben, wie wichtig Magnesium für Ihre Gesundheit ist. Der Mineralstoff ist unter anderem am Aufbau von Knochen und Zähnen sowie an der Hormonfreisetzung beteiligt. Er unterstützt die Kommunikation zwischen Nerven- und Muskelzellen, lindert Stress und ist ein essenzieller Bestandteil für das Funktionieren von Herz und Hirn. Außerdem kann der Körper ohne Magnesium weder Eiwei-

Magnesium wird für mehr als 300 Körperfunktionen und Stoffwechselprozesse benötigt.

ße produzieren noch Fette oder Kohlenhydrate verstoffwechseln, was wieder dazu führen würde, dass er seine Speicher leert und sich selbst zerstört (ein konkretes Beispiel dazu finden Sie im Kapitel „Unsere Zellen brauchen alle 50 Nährstoffe" ab Seite 48). Magnesiummangel signalisiert uns unser Körper auf unterschiedliche Weise: Muskelkrämpfe, Verspannungen und Nervosität sind neben Kopfschmerzen und depressiven Verstimmungen nur einige Beispiele.

Selen

Dieses Spurenelement ist insbesondere für das reibungslose Funktionieren der Schilddrüse unerlässlich. Die Schilddrüse braucht Selen, um das Enzym Glutathionperoxidasen produzieren zu können, welches wiederum Zellen und Gewebe vor freien Radikalen schützt. Außerdem unterstützt Selen das Immunsystem im Kampf gegen Viren, Bakterien und andere unerwünschte Eindringlinge. Auch unsere Haare und Nägel sind auf eine ausreichende Selenversorgung angewiesen und besonders für Männer ist dieses Spurenelement sehr wertvoll, da es zur Spermienbildung beiträgt.

OPC Traubenkernextrakt

Wie der Name schon vermuten lässt, wird OPC (Oligomere Proanthocyanidine) aus Obst- und Traubenkernen gewonnen. Es verfügt unter anderem über blutdrucksenkende Eigenschaften, da es die Gefäße weitet und so das Blut besser fließen kann. Zusätzlich wird das Blut verdünnt, was verhindert, dass die Blutplättchen zusammenkleben. Das kann im wahrsten Sinne Ihr Leben retten, denn kleben die Blutplättchen zusammen und werden zu einem Pfropf (Thrombus), der die Blutbahnen verstopft, kann das zu einem Herzinfarkt, einem Schlaganfall oder einer Lungenembolie führen. Daran sehen Sie, was unscheinbare Mikronährstoffe für große Auswirkungen haben können. Zudem verfügt der Pflanzenstoff sowohl über antioxidative als auch über entzündungshemmende und gefäßschützende Eigenschaften – ein wahres Wundermittel in einer kleinen Kapsel.

Was wir heute sind, ist das Ergebnis unserer Nährstoffversorgung

Was die werdende Mutter in der Schwangerschaft isst und wie gut sie das Kind mit Nährstoffen versorgt, bestimmt, wie unser Stoffwechsel tickt, wie wir Fett speichern, wie wir Muskeln aufbauen und Kalorien verbrennen. Sollte Ihre Mutter noch leben, dann fragen Sie sie doch mal, wie die Ernährung in der Schwangerschaft und im Kleinkindalter ausgesehen hat. Es ist eine extrem spannende Erkenntnis, wenn man begreift, dass das, was man im frühsten Stadium seiner Existenz zu sich genommen hat, massive Auswirkungen auf den Körper und auf die Gesundheit hat. Insbesondere, wenn man dann als Erwachsener mit Dingen zu kämpfen hat, die kein Mediziner erklären kann und bei denen die eigentliche Ursache in einer Mangelernährung im Mutterleib oder in der Kindheit begründet liegt. Das erklärt vielleicht auch, warum es noch niemanden gibt, der ohne Krankheiten und topfit über 100 Jahre alt geworden ist und immer noch aussieht wie 30. Denn keine Mutter hat bereits während der Schwangerschaft nach dieser ganzheitlichen Lebensweise gelebt und ihren Kindern diese wichtige Grundausrüstung mit auf den Weg gegeben. Es wird sicherlich noch einige Generationen brauchen, bis es Menschen gibt, die voll ausgestattet auf die Welt kommen und die Speicher im Laufe ihres Lebens weiter ausbauen.

Jeder Lebensabschnitt, in dem wir uns befinden, erfordert besondere Beachtung und bringt seine ganz eigenen Nährstoffbedarfe mit sich. Denken Sie kurz daran zurück, wie sich Ihr Leben zwischen Ihrem 10. und 20. Lebensjahr abgespielt hat. Was haben Sie gerne gegessen und getrunken, was haben Sie aktiv gemacht? Wie war Ihr Stresslevel? So können Sie nun jede Dekade nacheinander im Kopf durchgehen. Vergleichen Sie immer Ihr Leben und die

▶▶

Umstände mit dem, was Sie Ihrem Körper zugeführt haben, und schauen Sie sich das Ergebnis an. Wie ging es Ihnen in der Zeit? Sollten bei Ihnen aktuell irgendwelche Beschwerden und Krankheiten vorliegen, dann gehen Sie gedanklich mal fünf bis zehn Jahre zurück, denn so lange dauert es, bis der Körper auf Nährstoffmängel und zu hohe körperliche und nervliche Belastungen reagiert und entsprechende Auswirkungen zeigt. Schauen Sie, wie Sie in dem genannten Zeitraum gelebt, gegessen und geschlafen haben und gleichen Sie das mit Ihrer Nährstoffversorgung ab. Sollte das einen Aha-Effekt bei Ihnen auslösen, dann haben Sie einen wichtigen Schritt in Richtung Heilung und Gesundheit gemacht.

Wir sind ein Produkt der Summe aller Einflüsse, der äußeren wie der inneren. Oder anders gesagt: Wir sind, was wir essen. An dieser Redewendung ist tatsächlich etwas dran. Wer das versteht, versteht seinen Körper und seinen Geist und fängt an zu realisieren, dass es einem nur gut gehen kann, wenn man bewusst für sich sorgt. Wir können nicht davon ausgehen, dass wir uns vollwertig fühlen, wenn wir uns minderwertig (in mehrfachem Sinne!) ernähren. Wir können auch nicht erwarten, dass wir ganzheitlich gesund sind, wenn wir nicht ganzheitlich essen. Das ist reine Logik. Zum Glück wissen wir heute, dass der Organismus aus 50 essenziellen Stoffen besteht und diese kontinuierlich benötigt – und zwar in einem Umfang, der täglich variieren kann und wird.

Den Stoffwechsel optimieren

So funktioniert unser Stoffwechsel

Der Stoffwechsel ist ein Umwandlungsprozess, der aus Nahrung und Nährstoffen nutzbare Bausteine macht, die der Körper für all seine Prozesse benötigt. Alles was wir essen und trinken wird vom Körper in seine kleinsten Bestandteile zerlegt, nach Nutzen sortiert und zur Verwendung weitergegeben. Dieser Prozess benötigt Enzyme, Spurenelemente und allerlei andere Mikronährstoffe wie Vitamine und Mineralien. Das macht das Ganze so komplex; es reicht wie gesagt nicht aus, einfach nur Bio-Lebensmittel zu konsumieren. Der Stoffwechselprozess wird durch viele Faktoren beeinflusst. Hinzu kommt, dass es Nahrungsmittel gibt, die eher zum Fettabbau geeignet sind, und andere, die sich besser zum Muskelaufbau eignen. Manche liefern Energie und andere liefern einfach nur ein Bauteil, um etwas anderes herzustellen.

Insgesamt benötigt unser Körper 47 essenzielle Stoffe, ohne die ein (Zell-) Stoffwechsel nicht optimal funktionieren kann.

Nachdem der Stoffwechsel die Nahrung aufgeschlüsselt hat, ist der Körper in einem Energiebereitstellungsprozess. Untersuchen wir das Wort etwas genauer: Es setzt sich aus „Stoff" und „Wechsel" zusammen. Stoffe wechseln ihren Aggregatzustand, indem wir sie essen und bei der Verdauung zersetzen bzw. in Moleküle umwandeln, die der Körper leicht(er) in Energie verwandeln kann. Aus Kuchen wird Energie, aus Pommes wird Körperfett und aus Eiern und Fleisch werden Muskeln.

Wenn wir zu viel Fett liefern, nimmt der Anteil an Körperfett zu. Liefern wir zu viel Energie in Form von Kohlenhydraten (Zucker), werden wir unruhig und nervös und nehmen ebenfalls zu, da der Körper überschüssige Kohlenhydrate in Fett umwandelt. Essen wir zu viel Eiweiß, geschieht nichts, außer dass wir uns reparieren und weniger Hunger haben, unseren Zellen wertvolle Bausteine liefern und unsere Organe pflegen. So einfach könnte man den Stoffwechsel beschreiben, wenn da nicht noch etliche hormonelle Prozesse und Auswirkungen hinzukommen würden.

Der Aufspaltungsprozess der Nahrung, den wir einfach ausgedrückt Verdauung nennen, besteht nicht nur aus Essen, Verdauen, Verbrauchen und Ausscheiden. Um Makronährstoffe aufzuspalten und nutzbar zu machen, benötigt es eine Vielzahl von Mikronährstoffen, was erklärt, warum Hungern oder das Einnehmen von Vitaminpillen nicht funktioniert. Wer nicht auf eine ausreichende Mikronährstoffversorgung achtet, setzt sich der großen Gefahr von Autoimmunkrankheiten und Stoffwechselstörungen aus.

Warum gibt es so viele Stoffwechselstörungen?

Es gibt so viele Stoffwechselstörungen, da an diesem Prozess so unglaublich viele Faktoren beteiligt sind, angefangen von der Qualität der Nahrung und der Nährstoffe über die Zubereitung und die Art des Verzehrens sowie der Uhrzeit, wann was zugeführt wird, bis hin zu Magen-Darm-Einschränkungen, Leber- und Schilddrüsen- sowie Gallenblasenproblematiken. Von Unverträglichkeiten und Darmverklebungen ganz zu schweigen. Der Stoffwechsel hängt von so vielen Faktoren ab, dass es schier unmöglich scheint, alles richtig zu machen. Sie müssen aber auch nicht alles richtig machen! Wichtig ist, dass man damit anfängt, bewusst zu essen, zu trinken und sich zu bewegen. Bereits das bloße Nachdenken darüber ist schon so viel wert, denn allein dadurch geschieht ein Veränderungsprozess. Wir brauchen nicht nur alle Nährstoffe jederzeit in ausreichender Menge, wir brauchen zudem Ruhe und Regenerationszeiten, um die Nährstoffe aufzunehmen und zu verarbeiten. Wir brauchen Aktivitätszeiten, damit die Nährstoffe dahin kommen, wo wir sie brauchen und wo sie ihren Dienst tun sollen, und zudem brauchen wir Nährstoffe für unsere Hormonproduktion und die Regenerationsprozesse im Körper.

> Nur wenn wir auf eine ausgeglichene und ganzheitliche Nährstoffversorgung achten, können wir Stoffwechselstörungen vermeiden.

Als ich vor 30 Jahren angefangen habe, mich mit Ernährung auseinanderzusetzen, kam ich zu dem Schluss, dass 70 Prozent der Körperveränderungen und des gesundheitlichen Erfolgs durch Ernährung bedingt sind. Vor 20 Jahren wurde mir bewusst, dass da noch mehr sein muss. Ich merkte, dass es nicht mehr ausreichte, hart zu trainieren und gut zu essen. Seit ca. zehn Jahren weiß ich, dass für einen guten Stoffwechsel viel mehr notwendig ist, als nur gesund und ausreichend zu essen. Heute weiß ich, dass einer der wichtigsten Faktoren für Gesundheit und Figur die Ernährung ist. Zu 95 Prozent hängt alles davon ab, was wir unserem Stoffwechsel zumuten und wie wir ihn pflegen und behandeln. Ich weiß auch, dass er viele Mikronährstoffe braucht, damit er das tut, was er soll. Warum das so ist, zeige ich Ihnen an zwei Beispielen.

Die nichtalkoholische Fettleber

Die Leber ist unser wichtigstes Stoffwechselorgan.

Die Leber ist unser (Fett-)Stoffwechselorgan Nummer eins. Verrichtet diese nicht ordnungsgemäß ihren Dienst, dann wird es schwer, über dauerhafte Gesundheit und Fettverbrennung zu sprechen. Sie ist zudem unser Entgiftungsorgan, das dafür sorgt, dass Schadstoffe aus dem Körper geleitet werden. Die Leber ist neben den Glykogenspeichern außerdem das einzige Organ, das an der Speicherung von Kohlenhydraten beteiligt ist. Problematisch daran ist, dass die Leber die Kohlenhydrate in Form von Fett speichert bzw. die Kohlenhydrate in Fett umwandelt. Bei erhöhter Zufuhr von Kohlenhydraten kommt es deshalb zu einer permanenten Insulinausschüttung (auch bei Nacht), welche die Fettverbrennung hemmt und auf Dauer zu einer Insulinresistenz führt. Die Folge: Diabetes. Das ist nur ein winzig kleiner Teil von dem, was die Leber alles macht, aber eben ein sehr wichtiger.

Schützen Sie Ihre Leber vor Verfettung, dann schützen Sie sich vor schwerwiegenden Krankheiten. Die Leber reinigt das Blut von (schlechten) Blutfetten sowie Zuckerbestandteilen und verhindert so, dass gefährliche Plaques gebildet werden, die zu Arteriosklerose und somit zu Herzinfarkten oder Schlaganfällen führen können. Das schafft sie aber nur, wenn sie einwandfrei läuft und „rein“ ist. Eine intakte Leber ist das A und O eines guten Stoffwechsels und der körperlichen Gesundheit.

Darmverklebungen

In den Darmwänden werden die meisten Nährstoffe aufgenommen.

Man glaubt es kaum, aber Abführmittel gehören zu den Verkaufsschlagern in Apotheken. Einer der Gründe dafür sind unsere sitzenden Bürotätigkeiten und das viele Sitzen in Auto, Bus und Bahn. Unser Körper ist ein Bewegungsapparat, kein Sitzapparat. Dementsprechend muss sich auch unser Darm bewegen. In den Darmwänden werden die meisten Nährstoffe aufgenommen. Viele denken, das geschieht im Magen, dem ist aber nicht so. Im Magen spielt sich die sogenannte Vorverdauung ab: Nährstoffe werden durch Gallensaft und Magensäure vorbereitet, sodass die Aufnahme im Darm vollzogen werden kann. Wir wissen, dass es Nahrungsmittel gibt, die für eine Verklebung der Darmwände sorgen und dadurch die Aufnahme von Nährstoffen gehemmt und sogar verhindert wird. Milch und Weizenprodukte sind hauptursächlich für diese Art der Verklebung. Dies kann im schlimmsten Fall bei Milch zu Laktoseintoleranzen und bei Weizen zu Zöliakie (Glutenunverträglichkeit) führen. Beides sind Erkrankungen des Darmapparates und dafür verantwortlich, dass die Nährstoffaufnahme nicht bzw. nur eingeschränkt stattfinden kann.

Ein weiterer wichtiger Punkt ist die Wasser- bzw. Flüssigkeitsaufnahme im Körper. Der Darm und die Verdauung benötigen Flüssigkeit, um feste Nahrung in eine Art Nährstofflösung umzuwandeln, denn die Nährstoffe müssen ins Blut gelangen, was ebenfalls flüssig ist. Das ist nur möglich, da der Darm Flüssigkeit für die Verdauung hinzuzieht, und zwar nicht gerade wenig: pro Tag ca. einen halben Liter. Das erklärt, warum so viele Menschen unter Verstopfung und einem trägen Darm leiden: keine Bewegung, keine Flüssigkeit und keine Mikronährstoffe, die die Verdauung unterstützen und fördern. Gerade Vitamin B5 ist mitverantwortlich für eine gute und stressfreie Verdauung, Magnesium tut sein Übriges dazu. Fehlen beide, können Sie davon ausgehen, dass Ihre Verdauung sich schwertut. Fehlt zudem ausreichend Wasser, ist es schwer, über einen guten Stuhlgang zu sprechen. Die eigentliche Funktion des Darms, nämlich die Schadstoffentsorgung, dauert in solchen Fällen zu lange. Abfallprodukte verbleiben aufgrund von Verstopfungen und Verklebungen im Körper und können dort Schaden anrichten. Durch eine gute Verdauung reinigen wir konstant den Körper und befreien ihn von Schadstoffen und Verbrennungsprodukten. Helfen Sie Ihrem Körper dabei, indem Sie viel trinken und auf eine ausreichende Nährstoffversorgung achten.

Ein gesundes Gewicht

Eigentlich ist Ernährung ganz einfach: Wir verbrauchen Energie in Form von Essen, und die gilt es, wieder aufzufüllen. Eine Grundregel könnte demnach lauten: Entspricht die Aufnahme dem Verbrauch, bleibt unser Gewicht konstant. Das Problem daran ist nur, dass wir nicht genau wissen, was und wie viel wir tatsächlich verbrauchen. Jeder Mensch ist anders, jeder Mensch hat einen individuellen Verbrauch und Bedarf. Das variiert täglich, da es von unseren Belastungen und unserem Körper abhängt. Haben wir viele Muskeln, verbrennen wir viel Energie, haben wir wenige Muskeln, verbrennen wir wenig Energie. Haben wir viel Stress und sind körperlich aktiv, dann verbrauchen wir viel, liegen wir nur auf der Couch und schlafen viel, haben wir einen geringeren Energiebedarf und -verbrauch.

Das alles wäre ja noch einigermaßen planbar. Eine der größten Herausforderungen ist aber der Stoffwechsel, denn sehr viele Menschen haben durch Diäten an dieser „Stellschraube" herumgedoktert. In dem Moment, in dem Sie anfangen, an Ihrem Stoffwechsel herumzubasteln und dieses empfindliche System zu verändern, wird es mit der Zeit immer schwieriger, irgendwann wieder „normal“ zu essen.

Ich möchte ein Beispiel bringen, damit Sie sehen, wie dieser extrem teuflische Kreislauf abläuft. Nehmen wir eine junge Frau Anfang 20, normaler Stoffwechsel, normaler Körperbau, normale Aktivität. Sie hat einen geschätzten Kalorienbedarf von 1.800 bis 2.000 kcal pro Tag, bedingt durch Job und Aktivitäten. Allerdings ernährt sie sich nicht immer ausgewogen, sondern liegt mit ihrer Kalorienaufnahme oftmals über den 2.000 kcal. Das führt unvermeidlich zu einer Gewichtszunahme. Nach einem halben Jahr möchte sie etwas abnehmen und macht das, was die meisten tun: Sie isst nur noch die Hälfte und fängt an zu hungern. Nimmt diese Frau nun nur noch 1.000 kcal zu sich, reagiert der Körper nicht mit einer Stoffwechselbeschleunigung, sondern mit einer Stoffwechselverlangsamung. Er registriert, dass er nicht mehr genug Energie bekommt, und regelt als Allererstes den Stoffwechsel nach unten. Das bedeutet, dass er den vorher schnellen Stoffwechsel, der mit ca. 2.000 kcal gut funktioniert hat, auf 1.000 kcal reduziert. Spätestens jetzt sollte es Klick machen: Der Körper reagiert auf Hungern und Nahrungsentzug immer mit einer Verlangsamung des Stoffwechsels. Immer! Was bedeutet das langfristig?

Der Körper reagiert auf Hungern und Nahrungsentzug immer mit einer Verlangsamung des Stoffwechsels.

Der Körper verbraucht am Anfang der Diät noch die gewohnten 2.000 kcal. Das heißt, er hat ein Defizit von ca. 1.000 kcal, die er sich entsprechend aus den Körperreserven und diverse Speichern holt. Zuallererst leert er die Zuckerspeicher in den Muskeln, dann folgen die Muskeln als solche und zum Schluss geht er an das Körperfett. Richtig, zum Schluss! Vorher baut er die Muskeln ab. Wir reduzieren mit Hungern also unser Muskelgewebe uns somit unsere „Verbrennungsmotoren“. Am Ende einer Diät, die auf wenig Essen basiert, haben wir zwar an Gewicht verloren, aber wir haben definitiv das falsche Ziel erreicht. Die Reduzierung des Körpergewichts, was als Erfolgsfaktor von Diäten gesehen wird, wurde erzeugt durch Wasserverlust, Muskelverlust und das Leeren der Energiespeicher (Glykogenspeicher) der Muskeln. Am wenigsten verlieren wir – wenn überhaupt – Körperfett. Stattdessen haben wir unseren Verbrauch von vormals 2.000 kcal, der durch unsere Muskelmasse erzeugt wurde, nun massiv nach unten geschraubt. Was heißt das jetzt für das Ende der Diät? Sollten Sie sich nun erneut auf ein Niveau zwischen 1.800 und 2.000 kcal begeben, was vor der Diät super gepasst hätte, dann werden Sie unweigerlich zunehmen, denn Ihr Normalverbrauch liegt nach einer Hungerdiät definitiv nicht mehr bei 2.000 kcal, sondern weit darunter. Essen Sie nach der Diät also wieder normal, werden Sie zunehmen, und zwar Körperfett, da die Verbrenner (Ihre Muskeln) ja weg sind. Das ist der allseits bekannte Jo-Jo-Effekt.

Macht man nun verschiedene Diäten hintereinander oder mehrfach im Jahr, dann entsteht ein absolutes Stoffwechselchaos. Der Stoffwechsel ist irgendwann so gestört, dass er in den meisten Fällen nur noch 600 bis 800 kcal am Tag verbrennt. Das bedeutet, dass Menschen mit so einem durch Diäten zerstörten Stoffwechsel schon von kleinen Mahlzeiten zunehmen. Dieser Teufelskreis ist eine der Hauptursachen für Adipositas (Fettleibigkeit). Man zerstört den eigenen Stoffwechsel, weil man unwissend am Motor des Körpers herumgespielt hat. Dass die meisten die Rolle der Muskeln falsch einschätzen und absolut verkennen, ist oft der Grund des Übels. Hungern wir uns die Muskeln weg, schrauben wir unseren Grund- und Aktivumsatz nach unten. Ist ja logisch: Wenn sich wenig Muskeln bewegen, verbrauchen sie wenig Kalorien, bewegen wir große und viele Muskeln, verbrauchen diese viele Kalorien. Ich möchte Ihnen daher wirklich ans Herz legen, auf Ihre Muskeln zu achten, denn sie bestimmen Ihre Kalorienaufnahme, also was und wie viel Sie essen können!

Der optimale Stoffwechsel ist erreicht, wenn man sein Gewicht hält, die Nahrung optimal aufgenommen wird und der Körper auch mal mit einem Infekt oder einer größeren Stressphase ohne Probleme klarkommt.

Den Stoffwechsel resetten

Wissen und Geduld sind hier die Zauberwörter. Wer sich mit dem Körper, seinen Funktionen und seinen Möglichkeiten auseinandersetzt und eine große Portion Durchhaltevermögen mitbringt, der wird früher oder später von den Früchten seiner Arbeit profitieren. Folgende Maßnahmen helfen dabei, den Stoffwechsel wieder ins Lot zu bringen:

- Obst nur zu den Hauptmahlzeiten, auch gerne als Nachtisch
- Obst nicht als Zwischen- oder Stand-Alone-Mahlzeit
- Obst eher tagsüber als abends vor dem Schlafengehen/zum Abendessen
- So wenig Alkohol wie möglich
- Kohlenhydrate nur so viel, wie das Gehirn und der tatsächliche Verbrauch benötigen
- Ausreichend trinken, mindestens 50 ml Flüssigkeit (Wasser) pro Kilogramm Körpergewicht pro Tag
- Weitgehend auf Milch, Milchprodukte und Rohmilch verzichten
- Weitgehend auf Weizen und Gluten verzichten
- Ausreichend Ballaststoffe essen
- Auf ausreichend Mikronährstoffe achten (siehe Tabelle auf Seite 178)
- Auf ausreichend Aminosäuren, also Eiweiß achten
- Dem Stoffwechsel Zeit geben: maximal drei Mahlzeiten mit drei bis fünf Stunden Pause dazwischen

Das sind nur ein paar Dinge, die man einfach umsetzen kann; aber auch hier gilt: Haben Sie Geduld mit sich und Ihrem Körper. Die Leber zu resetten dauert, ebenso wie den Darm wieder in Schuss zu bringen, und bei der Schilddrüse reden wir von Jahren, bis sie wieder ihren Dienst aufnimmt – zumindest ohne externe Hormone, wobei ich hier absolut von einer Eigenmedikation abrate. Gerade was die Schilddrüse angeht, bitte nur in Absprache mit dem behandelnden Arzt Medikamente absetzen oder erhöhen.

Wer das Ganze etwas beschleunigen möchte, der kann das tun, indem er seinen Körper entgiftet. Die 30 Tage B-E-R-G-Formel sieht deshalb zu Beginn eine Detoxphase vor (siehe Seite 161). Es ist allerdings nicht das klassische Detoxen, wie man es aus den üblichen Büchern und Internetseiten kennt. Mein Detoxen hat auch nichts mit Nährstoffentzug zu tun, ganz im Gegenteil: Ich flute meinen Körper mit Nährstoffen, ich lasse nur Zucker, Fette und feste Nahrung weg und trinke zwischen fünf und sieben Liter (Heil-)Wasser über den Tag verteilt.

Warum genau verzichten wir in erster Linie auf Zucker und schlechte Fette und was hat das mit Entgiften zu tun? Unser Körper kann Zucker bzw. Kohlenhydrate auf zweierlei Arten nutzen: Er kann sie in Energie umwandeln oder speichern. Bevor er den Zucker speichert, wäre es jedoch toll, wenn er ihn verbrennt und direkt zur Energiegewinnung verwendet. Deshalb kann ich die ganz klare Empfehlung aussprechen, Zucker am besten nur zu essen, wenn man sich auch direkt im Anschluss bewegt.

> Kohlenhydrate zu essen und auf der Couch ein Nickerchen zu machen ist das Schlimmste, was man tun kann. Das macht definitiv direkt dick und krank.

Kohlenhydrate sollten im Idealfall direkt verbrannt und verbraucht werden, dann sind sie nicht gefährlich. Wenn der Zucker nicht sofort verbraucht wird, dann kann der Körper ihn in den Muskeln bzw. den Glykogenspeichern der Muskeln lagern. Dies macht er so lange, bis die Muskeln wieder aktiv werden. Das Problem dabei ist, dass wenig vorhandene Muskelmasse wenig Speicher bedeutet, sodass die Speicher schnell voll sind, wenn man viel Zucker isst. Jetzt könnte man denken, dass der zu viel gegessene Zucker vom Körper ausgeleitet wird. Das ist leider weit gefehlt. Er wird gespeichert, und zwar in der Leber. Das wissen wir ja bereits und kennen die negativen Auswirkungen: Speichert sie zu viel Zucker, wird sie zur Fettleber und dann ist an Fettverbrennung und Abnehmen sowie Gesunden und Reparieren nicht mehr zu denken. Aus diesem Grund verzichten wir bei der Detoxkur der B-E-R-G-Formel bewusst auf Zucker, um der Leber so die Möglichkeit zu geben, zu entgiften und sich zu regenerieren.

Die ersten drei Tage der Entgiftungsphase sind die reinste Hölle, denn das Gehirn verlangt nach Zucker, der auch als die größte Droge der Menschheit bekannt ist. Daher kann man es tatsächlich als eine Art „Entzugskur“ sehen, mit all ihren Nebenwirkungen. Nach den ersten paar Tagen wird es jedoch besser, es stellt sich eine Art Euphorie ein und die zweite Hälfte läuft dann wie von selbst. Durchhalten lohnt sich also!

Mehr zum Thema:

Wie lange detoxen?

Wer einmal im Flow ist, der kann die Entgiftung zwei Wochen lang machen. Mehr würde ich persönlich auf keinen Fall empfehlen, denn wir schaden damit dem Stoffwechsel. Zwei Wochen ohne Zucker sind kein Problem, alles darüber hinaus sehe ich als grenzwertig an, da es leicht zu einem Jo-Jo-Effekt führt, den es zu vermeiden gilt.

Neben der Reinigung durch Detox machen wir zugleich durch das Training (die Bewegung) die Zuckerspeicher in den Muskeln leer. Wir befreien also nicht nur unsere Leber von Fett und Zucker, sondern wir leeren auch unsere Glykogenspeicher im Körper. Dadurch sorgen wir für einen extremen Fettverbrennungsschub. Der Körper hat nun keinen Zucker mehr, den er verbrennen kann, und muss entsprechend auf seine Fettreserven zurückgreifen. Das ist ein toller und sehr wünschenswerter Effekt dieser Detoxwoche. Man verliert viel lästiges Körperfett, wenn man es richtig macht, und das ist ein sehr befreiendes Gefühl. Ich finde, das ist schon Grund genug, diese Woche durchzuziehen. Für mich ist es immer wieder ein sehr befreiender Prozess, da ich mir ein paar Tage keine Gedanken machen muss, was ich essen soll. Ich habe in der Zeit auch kein Hungergefühl, ganz im Gegenteil. Aus Erfahrung weiß ich: Solange der Körper täglich die ausreichende Menge an Eiweiß

Solange der Körper täglich die ausreichende Menge an Eiweiß erhält, hat er keinen Hunger.

erhält, hat er keinen Hunger. Das stelle ich sicher über das Trinken von Eiweißshakes ohne Kohlenhydrate.

Ich hatte bereits erwähnt, dass es ohne Eiweißshakes sehr schwer werden kann, auf die notwendige Menge Eiweiß zu kommen. Durch die flüssige Form der Nahrung wird der Darm während der Detoxphase extrem entlastet und kann sich richtig leeren. Er fällt in sich zusammen und das ermöglicht wiederum die Reinigung der Darmwände. Sie werden sehen, dass Sie sich nach ein paar Tagen richtig befreit fühlen. Ihre Leber und Ihre Glykogenspeicher haben genügend Kohlenhydrate für ca. drei Tage gespeichert. Das wird Ihnen am Anfang noch Energie verleihen, am vierten und fünften Tag wird es dann etwas schwerer werden, aber das Gefühl der Befreiung wird Sie beflügeln. Die große Trinkmenge (50 bis 60 ml pro Kilogramm Körpergewicht und Tag) wird zudem Ihr Blut verdünnen, wodurch die Durchblutung verbessert und somit der Reinigungsprozess optimiert wird.

Es kostet viele Menschen Überwindung, Nährstoffe in Form von Pulvern oder Kapseln zu sich zu nehmen, denn auch hier hat der Mainstream es geschafft, dass man bei jeder Kapsel denkt, dass es sich um Medikamente und etwas Schlechtes handelt. Diese Sichtweise muss unbedingt angepasst werden. Weder die Kapsel noch deren Inhalt richten in Ihrem Körper Schaden an. Ich möchte es noch mal in aller Deutlichkeit sagen: Sie können sich mit Nahrungsergänzungsmitteln nicht umbringen. Die Gefahr einer Überdosierung ist nicht gegeben, wenn Sie sich an meine Vorgaben halten. Ich habe Langzeitstudien untersucht und alle medizinisch gesicherten Werte herausgearbeitet, bei denen Ihnen absolut nichts passieren kann. Sie können mir also vertrauen, wenn ich Ihnen sage, dass Vitamine ausschließlich positive Effekte haben.

Wasser – Dreh- und Angelpunkt unserer Gesundheit

Einer der wichtigsten Erfolgsfaktoren Ihrer Gesundheit ist das Trinken.

Wasser spielt bei allen vier Grundpfeilern der Gesundheit gemäß der B-E-R-G-Formel eine wichtige Rolle. Ohne Wasser können wir nicht leben, ohne Flüssigkeit funktioniert unser Körper nicht. Es gibt die sogenannte 3-3-30-Formel. Drei Minuten ohne Sauerstoff, drei Tage ohne Flüssigkeit und 30 Tage ohne Nahrung, das kann unser Körper verkraften. Daran erkennen wir direkt, welchen Stellenwert Flüssigkeit hat. Da Wasser aber aus der Leitung kommt und für viele selbstverständlich ist, kann ich verstehen, dass ihm keine Beachtung geschenkt wird. Hier muss dringend ein Umdenken erfolgen! Was ich in den letzten Jahren Praxis gesehen, gelernt und erfahren habe, lässt mich zu dem Schluss kommen, dass die meisten (und auch viele schwerwiegende) Probleme auf eine unzureichende Flüssigkeitszufuhr zurückzuführen sind.

Wir haben einen Blut- und einen Wasserkreislauf, beide fließen parallel zueinander. Der eine liefert Energie und der andere reinigt den Körper und transportiert Schadstoffe aus ihm heraus. Das eine ist unser Herz-Kreislauf- und das andere unser Lymphsystem. Wir brauchen beide – und beide brauchen Flüssigkeit. Wasser, um genau zu sein, eine elektrolytische Flüssigkeit. Dazu sollte man wissen, dass wir ein Energiekraftwerk sind, das im Gehirn Strom erzeugt. Jeder Gedanke, den Sie denken, jede Bewegung, die Sie ausführen, einfach alles, was Sie tun, sind Ströme, die unser Gehirn erzeugt und die durch uns hindurchgeleitet werden müssen, um eine Reaktion im Körper zu erzeugen. Wie wir aus dem Physikunterricht wissen, wird Strom durch Flüssigkeiten geleitet, weshalb wir aus über 70 Prozent Flüssigkeit bestehen.

Wichtiger Hinweis: Strom kann nicht durch destilliertes Wasser fließen! Wasser leitet nur, wenn es Elektrolyte, in unserem Fall

Salze enthält. Unser Körperwasser (unser Blut) besteht aus einer elektrolytischen, mineralienreichen Flüssigkeit, weshalb Blut und Schweiß nach Salz schmecken. Da wir jede Sekunde atmen, schwitzen und uns bewegen, verlieren wir jede Sekunde Flüssigkeit und dementsprechend Mineralien. Diese gilt es aufzufüllen, indem wir trinken, und zwar das Richtige. Tun wir dies nicht, dann dickt das Blut ein, unser Körper vertrocknet und wir bekommen Kreislaufprobleme und Kopfschmerzen, Augenprobleme und im schlimmsten Fall Halluzinationen. Das kennen Sie aus Filmen, die in der Wüste spielen: Ohne Flüssigkeit droht im Extremfall der Tod.

Unser Körper hat gelernt, mit sehr wenig auszukommen. Vor allem hat er gelernt, mit dem Falschen auszukommen: Er akzeptiert Kaffee, Cola, Limo, Apfelsaft, Bier, Alkohol, Energydrinks und „leeres“ Mineralwasser als Flüssigkeit und kann damit seine lebenserhaltenden Funktionen aufrechterhalten. Er gaukelt uns damit vor, er funktioniere. Was aber im Inneren geschieht, das sehen und spüren wir nicht. Fatale Folgen stellen sich ein, die keiner wahrnimmt und leider später auch nicht damit in Verbindung bringt. Schauen wir uns einmal an, was mit einer Flüssigkeit passiert, die dem Körper nicht ähnelt. Wir bestehen ja nicht aus Kaffee oder Cola. Nein, wir bestehen aus einer elektrolytischen Flüssigkeit, und genau diese will der Körper verteidigen und schützen. Stellen Sie sich einmal vor, der Körper würde Cola ins Blut lassen!

Der Körper unterscheidet zwischen hypotonen und isotonen Flüssigkeiten. Hypotone Flüssigkeiten sind körperfremd, isotone Flüssigkeiten sind körperähnlich. All die Getränke, die ich oben aufgezählt habe, sind hypoton, also körperfremd. Die möchte der Körper nicht in seinen Kreislauf lassen und leitet sie auf dem schnellsten Wege wieder raus, nachdem man sie getrunken hat. Das liefert eine Erklärung dafür, warum so viele Menschen so oft auf die Toilette müssen und warum gerade Kaffee immer so

Unser Körper behält das, was für ihn nützlich ist, in sich, und den Rest spült er aus.

„treibt“. Der Körper erkennt, dass diese Flüssigkeit nicht gut für ihn ist, und wird sie so schnell wie möglich wieder los. Wenn wir immer mehr dieser hypotonen Flüssigkeiten zu uns nehmen, dann wird die Körperflüssigkeit immer weniger leitfähig, bis sie irgendwann gar nicht mehr leitet – was das bedeutet, können Sie sich vermutlich vorstellen. Aus diesem Grund verhindert der Körper die Aufnahme von Cola, Kaffee und Co. im Blut so gut wie möglich.

Damit der Körper jedoch mit hypotonen Flüssigkeiten etwas anfangen kann, muss er sie aufbereiten und mit Mineralien anreichern. Wenn Sie ihm diese Mineralien nicht durch Nahrung und Nahrungsergänzungen zur Verfügung stellen, dann nimmt er sich diese aus sich selbst heraus, denn der Körper hat für so gut wie alles einen Speicher. Solange sie voll sind, kann er „leeres“ Wasser aufbereiten und Sie haben das Gefühl, alles ist in Ordnung. Unangenehm wird es erst dann, wenn Ihre körpereigenen Speicher sich leeren! Dies kann Jahre oder auch Jahrzehnte dauern. Aus diesem Grund wird dem „richtigen“ Trinken keine Beachtung geschenkt, da es kaum jemand mit Krankheiten in Verbindung bringt. Wer sich aber ein bisschen damit beschäftigt, der wird erkennen, dass es viel bedeutsamer ist, als und bewusst ist.

Mehr zum Thema:

Auf das richtige Wasser kommt es an

Was geschieht, wenn Sie eine elektrolytische Flüssigkeit mit Leitungswasser verdünnen? Die Leitfähigkeit nimmt ab. In unserem Fall wären das Unkonzentriertheit, Müdigkeit, Kopfschmerzen, Krämpfe, Herzrhythmusstörungen, Krebs und vieles mehr. Das erklärt, warum auch Menschen, die vermeintlich viel trinken, müde, schlapp und abgeschlagen sind und denken, dass viel trinken nichts bringt. Und sie haben recht! Trinkt man viel von einer „leeren“ Flüssigkeit, dann leeren wir uns selbst und erzeugen das Gegenteil von dem, was wir eigentlich möchten.

Fassen wir kurz zusammen: Trinken wir etwas, was nicht körperähnlich ist, leitet der Körper es so schnell wie möglich wieder raus. Dabei geht auch Körperflüssigkeit verloren. Zur Aufbereitung der „leeren" Flüssigkeit nutzt der Körper seine Speicher, wenn nicht ausreichend zusätzliche Mineralien von außen zugeführt werden. Das bedeutet, wir entmineralisieren den Körper, indem wir die falschen Getränke konsumieren. Er nimmt die benötigten Mineralien daraufhin aus seinen Speichern: aus unserem Blut, unserer Haut, unserem Gewebe, unseren Gefäßen, unseren Knochen, Zähnen, Haaren und Nägeln sowie aus unseren Bändern und Sehnen. Wenn Sie sich schon mal gefragt haben, warum Sie Osteoporose, Arthrose, Haarausfall, Cellulite, schlechte Zähne, schlechte Gelenke, Kopfschmerzen, Verspannungen, Bluthochdruck und Ähnliches haben, dann fragen Sie sich bitte: Was haben Sie die letzten Jahre getrunken und wie viel?

Noch viel wichtiger ist der Fakt, dass falsches Trinken dazu führt, dass die Zellen geschwächt werden. Die Zellstruktur und die Zellwände werden durch den beschriebenen Entmineralisierungseffekt geschädigt und verlieren ihre Abwehrfunktion, was uns direkt zu einem weiteren schwerwiegenden Punkt führt: Unser Körper ist ein hochkomplexes Kraftwerk, das konstant Energie erzeugt. Wir haben 37 Grad Körpertemperatur und die müssen irgendwo herkommen. Es wird also etwas verbrannt. Wenn wir nicht essen, dann verbrennt der Körper sich selbst, seine Muskeln, seine Speicher, sein Fett. Letzteres ist das, was wir eigentlich alle wollen: Wir möchten, dass der Körper von sich aus Fett verbrennt. Das bekommen wir auch hin, dazu müssen wir aber verstehen, was das für unsere Gesundheit bedeutet.

Jeder Verbrennungsprozess, sei es von Nahrung, Fett oder Muskeln in unserem Körper, sorgt dafür, dass Schadstoffe entstehen. Das ist in der Natur immer so. Wird etwas verbrannt, entstehen Schadstoffe, so auch in uns. Diese gilt es so schnell wie möglich aus dem Körper zu bringen. Gelingt uns das nicht, dann

Wir müssen unserem Körper ausreichend Flüssigkeit zuführen, damit Schadstoffe ausgeschwemmt werden können.

lagern sich diese Schadstoffe (sogenannte freie Radikale) in uns ab, schädigen die Zellen und greifen diese an. Jetzt kommen mehrere Dinge zusammen: Essen wir nichts oder essen wir das Falsche, dann entstehen sehr viele freie Radikale. Trinken wir dazu auch noch wenig oder das Falsche, dann dickt unser Blut ein, schädigt die Zellabwehr und zusätzlich liefert das dicke Blut einen hervorragenden Nährboden für Viren, Bakterien und freie Radikale, die durch den langsamen und sauerstoffarmen Blut- und Flüssigkeitsfluss zu einer erheblichen Schädigung des Zellsystems führen können. Das macht der Körper bei 300 Billionen (!) Zellen sehr lange mit. Bis man dann ein Karzinom oder einen Knoten bemerkt, vergehen oft Jahre, wenn nicht sogar Jahrzehnte. Es können auch starre Gefäße, harte Knorpel, Bänder oder Sehnen die Folge sein, ebenso wie schlechte Haut und Depressionen.

Stellen Sie sich bitte einen kleinen Teich vor. Solange frisches Wasser in diesen Teich fließt, bleibt er klar und gesund. Solange er ausreichend Sauerstoff enthält, kann in ihm alles (über-)leben. Alles, was im Teich lebt, wächst und abstirbt, hinterlässt Spuren und Schadstoffe. Solange aber frisches Wasser zufließt und den angesammelten „Dreck“ rausspült, funktioniert das Ökosystem Teich einwandfrei. Stellen Sie allerdings die Frischwasserzufuhr ab, geschieht etwas ganz anderes: Frischwasserzufuhr bedeutet Bewegung im Teich. Kommt diese zum Erliegen, dann sammelt sich täglich mehr Dreck an und der Teich verrottet im Laufe der Zeit. Es bildet sich eine grüne Schicht auf der Oberfläche, die dem Wasser den Sauerstoff zum Atmen nimmt. Bakterien und Schadstoffe werden nicht mehr ausgespült und können unter der Oberfläche wuchern und gedeihen. Kommt kein Frischwasser mehr, dann trocknet der Teich zudem kontinuierlich aus. Er fängt an, übel zu riechen und stirbt letzten Endes aus. Er versickert im Boden und verschwindet. Erhöhen Sie hingegen die Frischwasserzufuhr, führt dies zu mehr Sauerstoff und weniger Schadstoffen –

der Teich wird zu einem klaren, frischen Gebirgssee. Ich habe ihn vor Augen. Sie auch?

Was möchte ich Ihnen damit sagen? Die Natur zeigt es uns sehr deutlich, wir müssen nur genau hinschauen. Wir sind ein mit Wasser gefülltes „Gefäß“ mit einem Zu- und einem Abfluss. Wird dieser „Durchlauf“ gestört, dann wird aus einem gesunden Gebirgssee ein kleiner, verdreckter, stinkender Tümpel. Was müssen wir tun? Wir müssen unsere Leitfähigkeit aufrechthalten und dem Körper die Möglichkeit geben, durchzuspülen. Wir müssen uns mineralisieren und von Schadstoffen befreien. All das ist durch richtiges Trinken möglich. Trinken Sie das Falsche, entmineralisieren Sie Ihren Körper. Liefern Sie zu wenig Flüssigkeit, dann können die entstehenden freien Radikale sich im Blut anreichern, ebenso wie Viren, Bakterien und andere Krankheitserreger. Wollen Sie das verhindern, dann müssen Sie den Körper und seine Gefäße durchspülen. Sie müssen nicht nur für einen schnelleren Blutfluss sorgen, sondern auch für mehr Bewegung und das richtige Wasser.

Was um Himmels willen ist denn nun „richtiges“ Wasser? Eigentlich sehr einfach: Ein Wasser, das isoton ist und das der Elektrolytbilanz des eigenen Körpers entspricht. Das sind die meisten Heilwässer. Ein Heilwasser ist ein Wasser, das unserer körpereigenen Flüssigkeit extrem ähnelt. Es enthält vor allem einen hohen Natriumanteil, und das ist wichtig, denn ohne Salz geht bei uns gar nichts. Machen Sie sich bitte frei von dem Gedanken, dass Natrium (Salz) zu Bluthochdruck führt. Das ist hinreichend untersucht und widerlegt worden. Was hinter dieser Ansicht steckt ist, dass der Körper Natrium und Kalium in einem bestimmten Verhältnis benötigt und die meisten ihrem Körper über Fastfood, Tütensuppen und Fertigbackwaren viel zu viel Natrium zuführen, ohne den Kaliumspiegel anzupassen. Würde man zusätzlich zu den genannten Nahrungsmitteln Kalium in ausreichendem Maße essen, dann hätte das schlechte Essen keinen Einfluss auf den Blutdruck. Also nicht das Salz ist das Problem, sondern das

Ein Heilwasser ist ein Wasser, das unserer körpereigenen Flüssigkeit extrem ähnelt.

fehlende Kalium! Deshalb haben Sie bitte keine Angst vor Heilwasser, denn es enthält in der Regel viel Kalium. Fangen Sie trotzdem zur Sicherheit langsam an, Heilwasser zu sich zu nehmen, und steigern Sie gern von Woche zu Woche die Menge. Insgesamt empfehle ich schon seit Jahren mindestens 50 ml Flüssigkeit pro Kilogramm Körpergewicht und Tag. An warmen und bewegungsreichen Tagen auch gerne mal 60 ml, an heißen Tagen sogar 70 ml und mehr. Wie komme ich auf mindestens 50 ml Wasser pro Tag und Kilogramm Körpergewicht?

Flüssigkeitsverlust bedingt durch:

Atmung:	ca. 500 ml pro Tag
Verdunstung über die Haut:	ca. 500 ml pro Tag
Darmtätigkeit/Verdauung:	ca. 500 ml pro Tag
Urinverlust (normal):	ca. 2.000 ml pro Tag

Das ergibt zusammen einen Tagesbedarf an Flüssigkeit von 3,5 Liter Wasser an einem normalen Tag ohne Sport. Mit Sport kommen noch mal 500 bis 1.000 ml obendrauf. Was viele nicht wissen ist, dass wir bereits beim Atmen ca. einen halben Liter Wasser verlieren (dabei ist Sprechen nicht mitgerechnet). Wir verlieren zudem über unsere Hautoberfläche je nach Jahreszeit bis zu 500 ml Flüssigkeit pro Tag/Nacht. Gerade in trockenen Räumen ist der Verlust sehr hoch, das gilt auch für die Atmung. Unsere Verdauung nimmt ebenfalls sehr viel Flüssigkeit in Anspruch, denn ohne sie wäre an einen normalen Stuhlgang nicht zu denken. Zudem scheidet ein gesunder Körper im Schnitt täglich zwei Liter Urin aus. So schnell kommen 3,5 Liter Flüssigkeit zusammen, und das für jeden Menschen. Wer größer und aktiver ist, mehr redet und viel in trockenen Büroräumen unterwegs ist, der hat einen entsprechend höheren Bedarf. Mit 50 ml pro Kilogramm Körpergewicht hat man aber ein gutes Orientierungsmaß und ist im Durchschnitt gut aufgestellt.

Keine Sorge, Ihrer Niere macht das gar nichts und Ihrem Herzen auch nicht. Die Niere ist ein Filter und für sie macht es keinen Unterschied, ob da ein halber Liter mehr oder weniger pro Tag durchläuft, obwohl das von Laien immer wieder behauptet wird. Dem Herzen sind 500 bis 1.000 ml pro Tag auch mehr oder weniger egal und fallen bei einer Pumpleistung von mehreren tausend Litern pro Tag kaum ins Gewicht. Nur bei einer Herzinsuffizienz sollte man es langsam angehen lassen. Ich empfehle, kleine Schlucke zu sich zu nehmen und auch die Flüssigkeitsmenge langsam zu steigern, um den Körper nicht zu überfordern. Es stimmt auch nicht, dass man Mineralien rausschwemmt, wenn man zu viel trinkt. Das stimmt nur, wenn man wie beschrieben nicht das Richtige trinkt. Wenn Sie aber das Richtige trinken, dann tut das dem Gesamtsystem einfach nur gut.
Die richtige Menge von der richtigen Flüssigkeit führt zu:

- einer besseren Durchblutung,
- besserer Gefäßelastizität,
- besserer Fließeigenschaft des Blutes,
- besserem Gefäßwiderstand,
- mehr Gelenkschmiere und
- einem besserem Hautbild, um ein paar Beispiele zu nennen.

Ich denke es wird klar, dass Trinken mehr ist als nur den Durst zu stillen, zumindest sollte es nun mehr für Sie sein. Gerade in Bezug auf körperliche Veränderung und Fitnessverbesserung, einfach bei allem spielt die Flüssigkeit eine entscheidende Rolle.

Körperliche Veränderung und Fitnessverbesserung funktioniert nur mit ausreichend Wasser.

Hier noch ein paar Beispiele, was zu wenig oder falsche Flüssigkeit zur Folge haben kann:

- Kopfschmerzen
- Verspannungen
- Verstopfung
- Stoffwechselstörungen
- Schwindelgefühl

- Herz-Kreislauf-Störungen
- Wassereinlagerungen
- Bluthochdruck
- niedriger Blutdruck
- Krämpfe
- Herzrhythmusstörungen
- Konzentrationsschwäche
- Cellulite
- Falten
- Knochenprobleme, Arthrose, Osteoporose
- Krebs

Wenn wir uns nicht kümmern, dann verkümmern wir und das Ergebnis sind Krankheiten.

Geben wir unserem Körper das, was er braucht, reinigen wir ihn von Schadstoffen. Reichern wir ihn regelmäßig mit Sauerstoff an und geben ihm die Impulse, die er benötigt, dann hält diese Maschine sehr lange und liefert uns das, was wir von ihr erwarten. Mein Lieblingsbeispiel sind Oldtimer: Es gibt Autos, die sind schon 120 Jahre alt und fahren immer noch. Das geht aber nur, weil sich jemand permanent darum kümmert und sie pflegt. Genau so müssen wir uns und unsere Gesundheit sehen.

Wenn Sie sich jetzt fragen, wie das alles in die B-E-R-G-Formel passt und was das Ganze mit Bewegung zu tun hat, dann kann ich Ihnen nur sagen: Viel mehr, als Sie vielleicht denken. Eine große Empfehlung von mir an Sie ist, dass Sie bitte immer in der Stunde bevor Sie sich bewegen einen halben Liter Wasser trinken, am besten mit Mineralien und Vitaminen versetzt. Dann stehen Ihrem Körper während der Belastung die richtigen Stoffe zur Verfügung und Sie werden sofort merken, dass Sie mehr Energie haben, sich besser bewegen können und sich schneller erholen.

Leider ist einer der häufigsten Fehler, dass man unvorbereitet und ohne ausreichend Flüssigkeit zum Sport hetzt und sich dann fragt, warum man so fertig ist und warum es nicht so gut lief. Es sollte aber klar sein, dass der Körper schneller überhitzt, wenn man nichts trinkt, denn Flüssigkeit dient in unserem Körper nicht nur zum Schmieren und Reinigen, sondern eben auch zum Kühlen. Probieren Sie es einmal aus und gönnen Sie Ihrem Körper bei der nächsten Trainingseinheit ausreichend Flüssigkeit. Sie werden sehen, es wird Ihnen guttun.

Ein Wort zu Ernährungstrends

Nirgends gibt es mehr Fehlinformationen als in diesem Bereich. Angefangen von „Ein Ei pro Woche maximal“ bis hin zu „Zu viel trinken kann tödlich sein“. Ich liste Ihnen hier ein paar Pauschalaussagen auf, die Sie bestimmt schon mal gehört haben und die mich schon seit Jahrzehnten quälen:

- Bio = ganzheitlich gesund
- Vegan = automatisch gesund
- Vegetarisch = ausreichend Nährstoffe
- Eiweiß = nierenschädigend
- Obst = uneingeschränkt gesund
- Fett = macht Fett

Leider machen die sozialen Medien aktuell keinen wirklich guten Job, was Aufklärung zum Thema Ganzheitlichkeit angeht. Oftmals werden Gerichte, Superfoods und Bilder von Sixpacks wahllos durch die Gegend gepostet, was dann dazu führt, dass man denkt, wenn ich nun das so oder so mache, wie der Typ oder die Frau, dann wird das bei mir auch so sein. Leider nein! Stellen Sie sich immer die Frage, wenn Sie einen sogenannten Influencer im Internet sehen: Weiß ich, was er tatsächlich macht? Weiß ich, was sie wirklich isst, trinkt oder nimmt? Niemand ist 24 Stunden im Leben eines anderen dabei, deshalb fallen Sie bitte nicht auf Momentaufnahmen der sozialen Netzwerke herein und auch nicht auf Werbung. Werbung hat immer nur ein Ziel: zu verkaufen! Werbung zeigt nur das, was Sie glauben sollen, und das meist sehr gut. Vertrauen Sie also eher auf Ihre Intuition, denn – ich kann es nicht oft genug sagen – Sie sind Ihr bester Trainer und Ihr Körper zeigt Ihnen, was er braucht.

Was wird am häufigsten falsch gemacht?

> Wenn man etwas bewusst weglässt, was die Natur in unserem Bauplan vorgesehen hat, dann kann das nicht ganzheitlich und schon gar nicht dauerhaft gesund sein.

Einer der schlimmsten Fehler, den man machen kann, was die eigene Figur und die Gesundheit angeht, ist, an der Nährstoffzufuhr zu schrauben. Es hat schon seinen Grund, warum wir insgesamt 50 brauchen. Wenn das einmal verstanden wurde, dann essen Sie nie wieder mit schlechtem Gewissen einen guten Lachs oder einen guten Salat mit hochwertigem Leinöl. Es kommt eben immer auf die Mengen und auf die Inhaltsstoffe an.

- Ein schwerwiegender Denkfehler ist zum Beispiel, dass Fett dick macht. Fett ist nicht gleich Fett, und der Körper braucht für die Bildung von Hormonen und anderen wichtigen Stoffwechselprodukten bestimmte Fette. Sie einfach wegzulassen richtet im Körper also eher Schaden an und führt in keinem Fall zum gewünschten Ziel.
- Obst wird oftmals als Haupt- oder Zwischenmahlzeit verzehrt, was im schlimmsten Fall zu einer Fettleber führen kann. Was genau das bedeutet, können Sie im Kapitel „Die nichtalkoholische Fettleber“ auf Seite 79 nachlesen.
- Einer der größten Gesundheits- und Figurfehler, den man machen kann, ist, Durst zu ignorieren. In diesem Fall muss man besonders gut hinhören, denn bei Durst sendet unser Körper ein Hungersignal an das Gehirn und wir essen, anstatt zu trinken. Da Trinken für viele generell ein leidiges Thema ist, möchte man die eigentliche Bedeutung des Hungers auch gar nicht wahrnehmen. Sie sollten sich also merken, dass Hunger nicht immer gleich Hunger bedeutet, sondern vielleiht eher Durst. Trinken Sie deshalb immer, wenn Sie ein Hungergefühl spüren, ein großes Glas Mineralwasser und warten kurz ab.

Geht der Hunger weg, dann war es kein Hunger, sondern Durst.

- Ein weiterer, schwerwiegender Irrtum: Vitamine schützen vor Krankheiten. Nein! Sie stärken die Zellen und das Immunsystem und *das* schützt vor Krankheiten. Wie Sie bereits wissen, handelt es sich bei ganzheitlicher Betrachtung immer darum, dass es ein Zusammenspiel vieler Komponenten ist, und das wird dabei meist außer Acht gelassen.

Warum sind Ernährungshypes und Diäten so gefährlich?

Eine aktuelle Entwicklung, die mich in meiner Berufspraxis bereits seit ein paar Jahren zur Verzweiflung treibt, ist die vegane Ernährung. Das Weglassen tierischer Proteinquellen ohne das gleichzeitige Zuführen von ausreichend Eiweiß kann bei dauerhafter Anwendung zu Autoimmunerkrankungen wie Hashimoto führen. Wie ich bereits beschrieben habe, fehlt dem Körper hier die essenzielle Aminosäure L-Tyrosin. Leider ist es so, dass L-Tyrosin nicht problemlos in der benötigen Menge über vegane oder vegetarische Ernährung zugeführt werden kann bzw. man eine ganze Menge an Hülsenfrüchten, Nüssen und Gemüse essen müsste.

Das kann 20 Jahre gut gehen, aber irgendwann sind die Speicher leer und der Körper rächt sich für den „Entzug“: Er zerstört sich selbst. Ob das die Schilddrüse ist oder die Niere, die Leber oder gar das Herz – was ich beobachten und berichten kann ist, dass der Schaden meist bereits nach fünf Jahren so groß ist, dass man ohne schwere Medikamente kaum eine Chance hat. Und wer will schon für den Rest seines Lebens Medikamente mit Nebenwirkungen nehmen? Deshalb meine Empfehlung: Vegan oder vegetarisch gerne, dann aber richtig und immer unter ganzheitlicher Betrachtung. Das bedeutet, man kommt um Supplemente und Nahrungsergänzungsmittel nicht herum.

> Vegan oder vegetarisch: Ja, aber dann richtig.

Das Gleiche gilt für die Trends Low Carb und No Carb (wenig und keine Kohlenhydrate): Entziehen Sie dem Körper die Kohlenhydrate ganz oder nur teilweise, dann macht er das eine ganze Zeit lang mit, aber irgendwann rächt er sich. Wir brauchen das Insulin als Wachstumshormon und außerdem sind Kohlenhydrate für die Produktion von Glückshormonen verantwortlich. Wer also dauerhaft Kohlenhydrate weglässt oder vermeidet, der spielt mit seinen Hormonen – schlechte Laune und Gereiztheit sind vorprogrammiert und bei dauerhafter Einschränkung sogar Depressionen und Lustlosigkeit. Wer will das schon?

Ebenso gefährlich ist Low Fat und No Fat (wenig und kein Fett). Fett ist lebensnotwendig und für alle Stoffwechsel- und Heilungsprozesse unerlässlich. Das Erste was passiert, wenn Sie Fett weglassen ist, dass der Körper Ihr eigenes Körperfett speichert, und das ist ja genau das, was wir nicht wollen. Das Zweite, was passieren wird: Sie verlieren Ihre Hormone und anschließend Ihren Antrieb. Lassen Sie sich bitte nicht von den anfänglichen Erfolgen täuschen, es dauert einen Moment, bis der Körper realisiert hat, was passiert. Bei Langzeitanwendung dieser Ernährungsform sind auch hier Depressionen sowie Haarausfall und Hautverfall vorprogrammiert.

Zusammenfassen lässt sich das Thema Ernährung wie folgt:

- Lassen Sie nie etwas weg! Ganzheitliche Ernährung ist das Zauberwort.
- Achten Sie auf viel Eiweiß und viele Aminosäuren.
- Sie brauchen Fette und Kohlenhydrate im richtigen Maße.
- Sie brauchen Vitamine, Mineralien und Spurenelemente, mehr als Sie wahrscheinlich denken.
- Achten Sie auf eine hohe und gute Wasserversorgung.
- Lassen Sie Ihrem Körper Zeit für den Stoffwechsel zwischen den Mahlzeiten.
- Belasten Sie Ihren Körper abends vor dem Schlafengehen nicht mehr mit Kohlenhydraten.
- Trinken Sie in der Stunde vor aktiver Belastung einen halben Liter Wasser.
- Nehmen Sie regelmäßig Ihre Nahrungsergänzungsmittel.

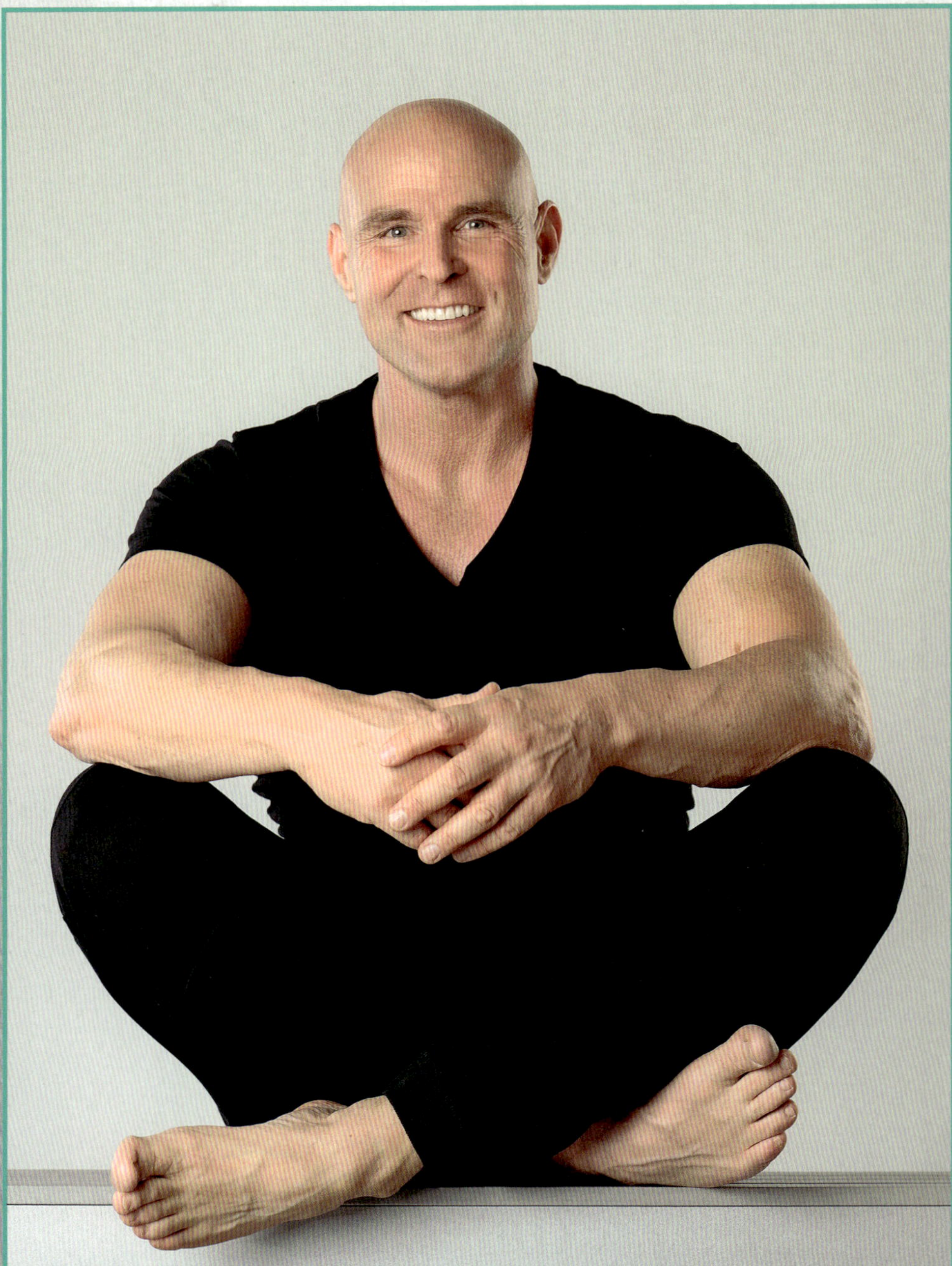

REGENERATION

Nicht nur Ernährung und Bewegung sind wichtig, um Ihren Körper gesund und fit zu halten – auch Entspannung und Regeneration tragen ihren Teil dazu bei. In diesem Kapitel erkläre ich Ihnen, welche besondere Rolle der Stressabbau spielt und wie Sie ihn mithilfe von Mentaltraining und Atmungstechniken bewusst aktivieren und für sich nutzen können.

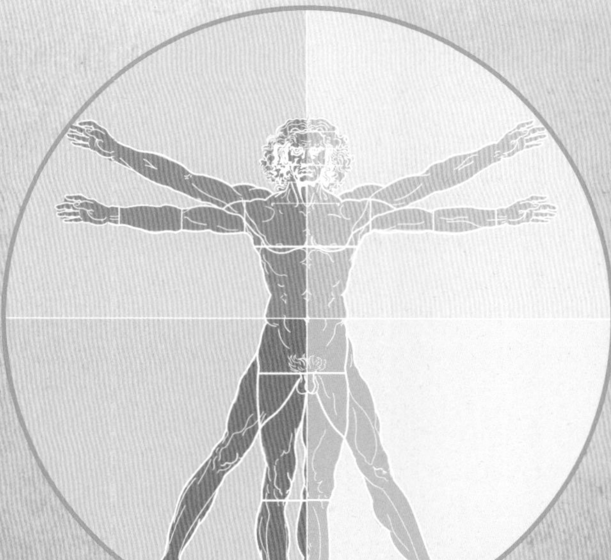

Die Bedeutung von Regeneration

Nehmen Sie sich Zeit für sich, nicht nur für die Bewegung, nicht nur für das bewusste Essen, sondern auch für die Regeneration.

Die Regeneration ist ein Hauptpfeiler der Gesundheit und wird viel zu oft verkannt, verdrängt und nicht beachtet. Das hat mit unserer Zeit und unserer Einstellung zu uns und unserem Körper zu tun. Menschen ist nicht bewusst, warum Ruhe und Zeit für sich so wichtig sind. Es ist wie mit vielem anderen auch: Bevor man nicht selbst erfahren hat, wofür etwas gut ist, wird man es nicht anerkennen. Selbst ich habe die Rolle der Regeneration lange Zeit unterschätzt, bis auch ich schmerzlich erfahren musste, dass der Körper sich nur repariert und regeneriert, wenn er Zeit und Ruhe dafür bekommt.

Das Beispiel vom Hausbauen kennen wir ja schon: Sie wollen Ihre Mauern stabil aufbauen, bekommen aber alle fünf Minuten eine Ladung Steine geliefert und müssen diese ständig aus dem Weg räumen. Vor lauter Wegräumen kommen Sie letztendlich nicht zum Mauern. So oder so ähnlich können Sie sich das in Ihrem Körper vorstellen. Er kann nur regenerieren, wenn wir ihm die entsprechenden Bausteine liefern und ihm dann genügend Zeit geben, um diese zu verbauen. Es haben schon viele Tausend Menschen die B-E-R-G-Formel angewendet und sind aktuell noch dabei, da es ein fortlaufendes Onlineprogramm ist. Viele von ihnen haben vorher noch nie Mentaltraining gemacht oder etwas von Regeneration gehört, aber alle berichten, welch tolle Auswirkungen es auf Körper, Geist und Seele hat. Darum möchte ich Sie darum bitten, dieses Thema wirklich ernst zu nehmen.

Wie Dauerstress krank macht

Es war lange Zeit verpönt zu chillen, rumzugammeln oder zu relaxen, bis man gemerkt hat, dass Dauerfeuer, Dauerstress und das Leben auf der Überholspur zu Burn-out, Schlaganfällen und Herzinfarkten führen. Erst da kamen Achtsamkeit, Work-Life-Balance, Anti-Burn-out-Programme und Ähnliches auf den Plan.

Man hat nach und nach verstanden, dass man nicht ständig mit Vollgas unterwegs sein kann, denn dann ist der Tank recht schnell leer. Es ist wichtig, ab und an einen Rastplatz anzufahren und Motor, Bremsen und Auto abkühlen und zur Ruhe kommen zu lassen. Auch eine regelmäßige Inspektion in der Werkstatt ist von Nöten. Heute weiß man, dass ohne Ruhe, ohne Regeneration keine Gesundheit entstehen kann, denn Reparaturen brauchen Zeit. Gerade was die Zellgesundheit angeht, ist Ruhe unerlässlich. Für mich steht außer Frage, dass die Regeneration zu den wichtigsten Grundpfeilern der Gesundheit gehört, aber es kostet selbst mich fortwährend Motivation, mich immer wieder zu überwinden und mir die Zeit für mich bewusst zu nehmen. Denken Sie bitte nicht, ich hätte nicht dieselben Fragen, Probleme und den gleichen Schweinehund wie Sie. Wir sitzen alle im selben Boot.

> Ohne Ruhe, ohne Regeneration kann keine Gesundheit entstehen.

Ich denke jeder weiß, was es heißt, wenn man mal eine Nacht nicht oder schlecht geschlafen hat. Da das Gehirn nicht zur Ruhe kam und ein Zuckerverstoffwechsler ist, verlangt es am nächsten Tag nach einer Extraportion Kohlenhydrate. Hinzu kommt ein Verlangen nach Salz, was daran liegt, dass der Körper durch den Mangel an „Wiederaufbauzeit“ keine Zeit hatte, um die Mineralien im Blut aufzufrischen. Daher verlangt er tagsüber entsprechend nach salzigem Nachschub, darunter fallen auch Magnesium und Natrium sowie Kalium. Das sind nur zwei Beispiele, damit Sie sehen was geschieht, wenn wir nicht zur Ruhe kommen. Was hinzukommt ist das Herz, das nicht runterfahren konnte und am nächsten Tag mit gesteigertem Blutdruck reagiert. Wir sind unkonzentrierter und weniger leistungsfähig, sowohl in den Muskeln als auch im Gehirn. Und das sind nur die Dinge, die Sie bewusst erleben und die unser Körper uns direkt zurückmeldet. Von der Zellregeneration und dem „Blut-Refreshing“ sehen und spüren wir allerdings nichts, ebenso wenig wie von dem Aufbau des Zellschutzes und der Verbesserung des Immunsystems. Gerade Letzteres ist ein entscheidender Faktor der Regeneration. Sie

> Schlafen wir eine Nacht extrem unruhig, dann haben wir am nächsten Tag vermehrt Heißhunger und ein großes Verlangen nach Süßem und Salzigem.

haben das mit Sicherheit im Laufe Ihres Lebens schon mal erlebt: Ein bisschen unzureichender Schlaf und schon wird man krank: Schnupfen, Husten oder Grippe. Ohne Schlaf verliert der Körper seinen Schutz, und eben nicht nur gegen Viren, sondern auch gegen viele andere negative Einflüsse.

Positive Auswirkungen auf Körper und Geist

Ich habe Ihnen schon ein paar Beispiele geliefert, die verdeutlicht haben, dass der Körper bestimmte Dinge nur in bestimmten Situationen und unter bestimmten Umständen macht. Es würde mehrere Bücher füllen, wenn man sämtliche Prozesse darstellen würde, die der Körper nur in Ruhe ausführen kann. Deshalb hier eine kurze Zusammenfassung, damit Sie sehen, warum es so wichtig ist, zur Ruhe zu kommen und ausreichend zu schlafen.

Was der Körper alles (vermehrt) im Schlaf macht:

- Er baut Blutkörperchen
- reguliert das Immunsystem
- kämpft gegen Entzündungen
- repariert Zellen und „Beschädigungen"
- baut Stresshormone ab
- bildet positive Hormone
- reinigt das Blut von Schadstoffen
- reguliert den Blutdruck
- kommt zur Ruhe und entlastet das Herz
- sorgt für die Entspannung und Erholung der Muskeln
- resettet das Gehirn und verarbeitet den Tag

Tiefschlaf kann man üben

Die optimale Schlafdauer ist eine sehr häufig diskutierte Frage. Schlussendlich muss jeder für sich selbst die passende Variante finden. Wichtig ist in jedem Fall, dass man insgesamt auf ca. vier Stunden tiefen, ungestörten Schlaf kommt. Die allseits bekannten sieben bis acht Stunden Schlaf setzen sich zusammen aus eineinhalb Stunden Einschlafphase, eineinhalb Stunden Aufwachphase sowie drei bis vier Stunden Tiefschlaf. In der Einschlafphase verarbeitet das Gehirn den Tag. Diese Zeit kann man mit verschiedenen Techniken verkürzen, das Unterbewusstsein sowie das Bewusstsein austricksen und direkt in den Tiefschlaf gehen. Es ist nicht leicht zu erlernen, aber mit viel Übung schafft man es.

Körperliche Regeneration für den Aufbau der Speicher

Sie wissen ja bereits: Kommt ständig eine Lieferung Bausteine an Ihre Baustelle, dann sind Sie gestresst und verbringen mehr Zeit damit, die Steine aus dem Weg zu räumen, als mit ihnen Sinnvolles zu bauen. Ich möchte Ihnen hier den ganzheitlichen und zeitlichen Ablauf etwas genauer schildern, damit Sie ein besseres Verständnis von Ruhe und Nährstoffzufuhr erlangen. Nehmen wir dazu ein einfaches Beispiel: Wir trainieren einen Muskel. Training bedeutet das Be- und Überlasten von Muskelfasern und Sie wissen, wie wichtig die Überlastung ist. Bildhaft gesprochen reißen wir eine Mauer (einen Muskel) ein und hoffen, dass der Körper die Mauer stärker wiederaufbaut, damit sie dem nächsten „Angriff" besser standhält. Training ist Abbau, der Aufbau geschieht dann in der Ruhephase. Aus diesem Grund ist die Nährstoffzufuhr nach dem Training so extrem wichtig. Gerade in den ersten 30 Minuten nach der Belastung ist der Muskel extrem aufnahmefähig und -willig. Das nennt man das „anabole Fenster". Anabol bedeutet Aufbau.

Für den Aufbau müssen nun im besten Fall die Nährstoffe im Blut und in den Speichern vorhanden sein. Da wir nicht genau wissen, wie viel kaputt ist und wie viel benötigt wird, wäre ein Überschuss an Eiweiß (Aminosäuren) in diesem Fall von Vorteil. Gerade für körperliche Regeneration sind folgende Aminosäuren unerlässlich: Glutamin, Leucin, Isoleucin und Valin. Die letzten drei bezeichnet man als BCAAs (Branched-Chain-Amino-Acids), essenzielle Eiweißbausteine, die für den Muskelaufbau und die Muskelregeneration verantwortlich sind. Diese muss man zu sich nehmen, die produziert der Körper nicht selbst.

Sind alle Nährstoffe, die für den Wiederaufbau gebraucht werden, vorhanden, muss man dem Körper nur noch Ruhe geben. Der Reparaturprozess dauert in der Regel etwa 48 Stunden. Es gibt Muskeln wie die Wade oder den Bauch, die innerhalb von 24 Stunden nach Belastung regenerieren, da sie sehr gut durchblutet werden. Andere Muskeln können auch mal 72 Stunden brauchen. Je größer der Schaden ist, desto mehr Zeit braucht ein Muskel für den Wiederaufbau. Trainiert man den gleichen Muskel wieder, bevor er vollständig repariert ist, zerstört man ihn immer mehr. Das passiert häufiger als man denkt. Es ist unabdingbar, dass man dem Körper Zeit, Ruhe und Nährstoffe gibt, damit er sich reparieren kann.

Ohne Ruhe und ohne Nährstoffe keine Regeneration!

Merken Sie sich bitte Folgendes: Der Körper wächst nur in Ruhe und nur mit einem Überschuss an Nährstoffen. Er entfaltet sich nicht, wenn wir ihm nur so viel zuführen, wie er braucht, um die Mauer wiederaufzubauen, sondern wir müssen ihm mehr liefern, denn wir wollen ja, dass die Mauer dicker und stabiler wird. Wer das einmal verstanden hat, der weiß, wie wichtig dieser Kreislauf ist und dass das eine nicht ohne das andere geht. Die Faktoren bedingen sich und können nicht ohneeinander.

Tagsüber, wenn die „Maschine" Körper läuft, hat sie für die Regeneration keine bzw. wenig Zeit. Sie hat Wichtigeres zu tun. Das ist ein Grund dafür, warum wir altern. Je älter wir werden, desto mehr muss unser Gehirn verarbeiten. Die Gedanken werden mehr, die Eindrücke und Wahrnehmungen werden komplexer, Sorgen und Nöte werden anders. Der Druck, den wir in unserem Leben wahrnehmen und erfahren, sorgt dafür, dass unser Unterbewusstsein und Bewusstsein im ständigen Kampf zueinander stehen. Das Gehirn wird mit ständig neuen Informationen „befeuert", die Gedanken kommen nicht zur Ruhe. Dauerhafte Stresshormonausschüttung ist die Folge, was wiederum dafür sorgt, dass wir zwei besonders aktivierende Hormone produzieren: Adrenalin und Cortisol. Diese halten uns wach und machen uns unruhig. Das bedeutet, je älter wir werden, desto mehr Informationen und Erlebnisse tragen wir mit uns herum und desto beschäftigter sind wir. Führen wir ein stressiges, aufregendes und belastendes Leben, haben wir dauerhaft einen hohen negativen Stresshormonlevel im Blut und der Körper kann die vielen positiven Prozesse, die er gerne durchführen würde, nachts nicht vollziehen. Ein sehr zerstörerischer Kreislauf beginnt, auch bekannt als Altern. Würden wir sorgenfrei durchs Leben gehen und immer gut und tief schlafen, würden wir langsamer altern. Zudem hätten wir mehr Energie, da insgesamt mehr „gute" Hormone vorhanden wären. Diese schützen uns nicht nur, sie geben uns viel Energie und Antrieb sowie Lust am Leben. Es ist kein Wunder, dass wir im Alter immer langsamer und lustloser werden. Es ist ein Zusammenspiel vieler Faktoren und man kann sie einfach nicht losgelöst voneinander betrachten. Sie könnten der glücklichste und zufriedenste Mensch der Welt sein, ohne Probleme und ohne Stress, aber wenn Sie nicht richtig essen, dann kann der Körper keine Glückshormone produzieren.

> Denken Sie immer daran: Die Hauptbestandteile der Hormone sind gute Fette und Proteine. Ohne sie können wir kein Glück empfinden.

Ein weiteres wichtiges Hormon ist das Schlafhormon Melatonin. Es wird nur ausgeschüttet, wenn wir tief schlafen, und setzt wiederum viele andere Hormonprozesse in Gang, insbesondere den Wachstumsprozess. Die Produktion von IGF-1 und STH wird angeregt – das sind die wichtigsten Hormone, die unser Zellwachstum und unsere Zellregeneration beeinflussen. Auch Sexualhormone werden hauptsächlich nachts im Schlaf produziert. Sie müssen sich also nicht wundern, dass Sie keine Lust und keinen Antrieb haben, wenn Sie zu wenig oder nicht gut schlafen. Ihre Energiehormone sind auf dem Nullpunkt, und wenn Sie nicht richtig essen, dann bildet der Körper auch bei viel Schlaf nicht die benötigten Hormone. Sie sehen, die B-E-R-G-Formel greift auch in diesem Fall. Sie brauchen Schlaf, Sie brauchen diese Hormonbildungs- und Regenerationsphase für den Wiederaufbau. Wenn man mal schlecht oder nicht geschlafen hat, ist man recht aggressiv und gereizt, was auf einen sehr hohen Adrenalin- und Cortisolspiegel zurückzuführen ist. Das Adrenalin konnte nicht abgebaut und neutralisiert werden und das Cortisol wurde durch die fehlende Ruhephase vermehrt ausgeschüttet. Jetzt könnte man überspitzt sagen, dass Schlafmangel nicht nur Ihren Hormonhaushalt zerstört, sondern auch Ihr privates Umfeld, weil Sie dauerhaft gereizt und schlecht gelaunt sind.

Fühlen Sie sich antriebslos, schlecht gelaunt und lustlos? Dann beobachten Sie mal Ihren Schlaf.

Melatonin wird zudem leider sehr unterschätzt. Es hat unter anderem eine blutdruckregulierende Funktion sowie eine beruhigende Wirkung. Was mich schon seit vielen Jahren wundert ist die Tatsache, dass es Melatonin in den USA frei käuflich im Supermarkt gibt und in Deutschland nur auf Rezept. Die Amerikaner waren beim Thema Anti-Aging schon immer einen Schritt weiter.

Geistige Regeneration für ein fittes Gehirn

Es ist ganz logisch, dass Muskeln Ruhe brauchen, da diese ja aktiv angestrengt und gefordert werden – aber gilt dasselbe auch für das Gehirn? Auf jeden Fall! Unser Gehirn ist unsere Schaltzentrale. Je mehr wir sie benutzen, desto heißer wird sie, und je weniger wir trinken, desto schneller überhitzt sie. Je mehr wir sie benutzen, ohne ihr ein wenig Erholung zu gönnen, desto weniger reibungslos funktioniert sie. Unser Gehirn produziert den ganzen

Tag über Gehirnströme, und auch, wenn man es kaum zu glauben vermag: Auch das Gehirn kann überlastet werden, weshalb es entsprechende Auszeiten braucht. Gerade deshalb ist Schlaf für unser Gehirn so immens wichtig. Unsere Zirbeldrüse, eines der wichtigsten Körperteile, reguliert unseren Schlaf, unseren Bio-Rhythmus und unseren Tag-Nacht-Turnus. Sie wandelt das im Blut befindliche Serotonin in Melatonin um, was für unser Wohlbefinden unerlässlich ist, wie wir ja bereits wissen. Die Zirbeldrüse wird aber nur bei (absoluter) Dunkelheit aktiv. Vielleicht wird Ihnen gerade bewusst, dass Sie sich morgens total gerädert fühlen, weil Sie ein TV-Schläfer sind, also jemand, der bei laufendem Fernseher schläft. Das blaue Licht des Geräts verhindert, dass die Zirbeldrüse aktiv wird. Deshalb wäre es dringend anzuraten, den Fernseher nachts auszuschalten, auch wenn es erst mal ungewohnt ist. Sie können auch einen Sleeptimer am Gerät einstellen, der es ausschaltet, wenn Sie eingeschlafen sind.

Unser Gehirn braucht Schlaf und Dunkelheit.

Wir merken uns an dieser Stelle: Das Gehirn braucht Schlaf und Dunkelheit. Geben wir ihm weder das eine noch das andere, wird diese Schaltzentrale über kurz oder lang ihren Dienst quittieren und nach und nach wichtige Funktionen wie das Ausschütten von Energie- und Wachstumshormonen sowie das Umwandeln von Serotonin in Melatonin einstellen. Das kann nicht unser Bestreben sein, denn wir brauchen alle Funktionen und Hormone für einen gesunden Organismus. Geben Sie sich auch hier Geduld und Zeit und seien Sie nachsichtig mit sich. Auch das einfache Erholen muss gelernt sein und ein erholsamer Schlaf ist nicht jedem automatisch gegeben, kann aber erlernt werden. Man muss es lediglich verstehen, wollen und machen – immer wieder machen. Es dauert ca. 30 Tage, bis man neue Gewohnheiten verinnerlicht hat, egal ob Ess- oder Verhaltensgewohnheiten.

Stressabbau für dauerhafte ganzheitliche Gesundheit

Heute weiß man, dass Stress einer der häufigsten Auslöser für Krankheiten ist. Durch Stress und dessen Folgen verliert der Körper all seine Schutzmechanismen. Dieses Thema wird viel zu wenig diskutiert und das liegt aus meiner Sicht einzig und allein daran, dass die Zerstörungen, die der Stress auslöst, auf Zellebene geschehen und deshalb nicht bewusst wahrgenommen bzw. zugeordnet werden können. Stellen Sie sich vor, wir würden jedes Mal, wenn eine Zelle kaputtgeht, Schmerz spüren. Ich glaube, wir würden viel bewusster leben. Den meisten Menschen fehlt die Kraft, sich vorzustellen, dass man mit 100 Jahren noch fit und gesund und superaktiv sein und zudem attraktiv und dynamisch aussehen kann. Ich bin mir sicher, es wird noch ein paar Generationen brauchen, bis es Menschen gibt, die es schaffen, mit 100 Jahren so zu sein wie aktuell 30-Jährige. Denken Sie mal bitte kurz darüber nach: Wenn eine Mutter sich absolut ganzheitlich ernährt und bewegt und regeneriert, dann gibt sie dem Baby das Maximum mit auf den Weg. Ernährt sie dann das Baby auch nach der Geburt nach diesen Grundsätzen und das Baby setzt diese Lebensweise bis ins Erwachsenenalter fort, was soll dann noch schiefgehen?

Stress ist eine extrem zerstörerische Komponente in unserem Leben. Jedes Mal, wenn wir uns aufregen und Cortisol produzieren, geht vieles kaputt, insbesondere unser Stoffwechsel. Gerade der Fettstoffwechsel kann mit einem hohen Cortisolspiegel nicht vernünftig arbeiten, denn Cortisol ist das Schutzhormon unseres Körpers. Es dient dazu, den Körper vor Angriffen zu schützen, und dazu schaltet es alles aus seiner Sicht „Unnötige" ab – dazu zählt eben auch unser Fettstoffwechsel. Das ist der Grund, warum so viele gestresste Menschen Übergewicht haben und das überschüssige Fett nicht loswerden. Zunächst muss der Stress weg, dann klappt es auch nach einer gewissen Zeit mit dem Abnehmen, da der Stoffwechsel wieder läuft. Damit sind wir mitten im Thema Figur. Sollten Sie zu denen gehören, die sich permanent wegen ihrer Figur „stressen“, brauchen Sie sich nicht zu wundern, dass Sie nicht abnehmen. Das ist das Erste, was Sie bei mir im Mentaltraining lernen: loslassen und Druck wegnehmen. Den eigenen, selbst erzeugten Druck wegnehmen. Aber dazu muss man erst mal erkennen, dass man sich selbst diesen Druck macht und dass man selbst derjenige ist, der so viel von sich fordert. Ein harter Weg, eine krasse Erkenntnis und vor allem nicht so leicht umzusetzen. Aus diesem Grund ist hier Aufklärung so wichtig. Wer anfängt, den Druck von sich zu nehmen und sich zu akzeptieren, wie er ist, wird überrascht sein, wie leicht Abnehmen plötzlich geht – ohne Druck und mit viel Spaß. Sobald der Stress verschwindet, reduziert sich das Stresshormon und positive Prozesse können wieder starten. Schalten Sie den Stress nicht ab, bleibt der Körper in der von ihm selbst ausgelösten Kampfbereitschaft bzw. im Verteidigungsmodus, und dieser verhindert Aufbau, Reparatur, Regeneration und Fettabbau.

Cortisol kann durch gezieltes Bewegen und durch bewusstes Essen massiv reduziert werden.

Aber nicht, dass Sie jetzt denken, dass Cortisol der absolute Feind ist. Auf keinen Fall! Wir brauchen dieses Schutzhormon, aber eben nicht dauerhaft und nicht ständig in der superhohen Konzentration im Blut, die man hat, wenn man Dauerstress ausgesetzt ist. Sie sollten auf keinen Fall versuchen, das Hormon aus Ihrem Körper zu eliminieren oder in Panik verfallen, wenn Sie mal wieder eine Stressepisode haben. Das wäre fatal, denn wir brauchen alle Hormone. Sie ergänzen, unterstützen, befeuern und neutralisieren sich gegenseitig. Kommen Sie nicht auf die Idee, eines weglassen zu wollen. Der Körper reguliert sich selbst, wenn wir die Gegebenheiten dafür bereitstellen und ein Verständnis für die Prozesse haben, die in uns ablaufen. Deshalb liebe ich die Medizin, die Biologie und die Natur: Wenn alles im Gleichgewicht ist, dann geht es uns am besten. Yin und Yang, Sie wissen schon – alles im Einklang. So ist es auch mit Ihren Hormonen.

Achtung: Dauerstress!
Was geschieht, wenn wir dauerhaft Stress haben und permanent Stresshormone produzieren? Ganz einfach: Wir verbrennen innerlich und rasen in eine folgenschwere Depression. Bei Stress produziert unsere Nebennierenrinde Stresshormone. Haben wir Dauerstress, wird die Nebenniere irgendwann aufgrund von Überlastung ihre Arbeit einstellen. Das nennt man dann Nebenniereninsuffizienz. Sobald die Nebenniere keine Hormone mehr herstellt, muss sofort eingegriffen und ein Umdenken eingeläutet werden. Massive Antriebs- und Energielosigkeit, Müdigkeit und Unkonzentriertheit sind die ersten Anzeichen für Nierenversagen. Sollten Sie so etwas bei sich feststellen, lassen Sie bitte umgehend den Hormonstatus bestimmen. Da kommt man ohne professionelle Hilfe ansonsten nur noch ganz schwer raus.

Dauerhafter Stress hat massive Auswirkungen auf Ihre Gesundheit, die Figur, das Gehirn, die Hormone und auf alle Zellen. Man hat schon vielfach festgestellt, dass Krebserkrankungen nach stressigen Zeiten, in denen Körper, Geist und Seele unnormalen Belastungen ausgesetzt waren, massiv angestiegen sind. Egal ob das eine persönliche oder allgemeine Katastrophe war: Sobald etwas einen Menschen dauerhaft belastet, macht es ihn krank. Die Stresshormone verhindern Regeneration und Zellschutz und sorgen für weniger Appetit und weniger Bewusstsein für Gesundheit und gesundes Essen. Es ist ein Teufelskreis, den es zu durchbrechen gilt. Es ist alles eine Frage des Trainings und des bewussten Tuns.

Hierzu muss man wissen, dass es zwei Bewusstseinsebenen gibt: das Bewusstsein und das Unterbewusstsein. Beide sind im permanenten Austausch miteinander. Um zu verstehen, welche Rolle diese beiden jeweils in unserem Leben spielen, kann man einen Größenvergleich anstellen: Das Bewusstsein hätte in diesem Fall eine Länge von eineinhalb Zentimetern, das Unterbewusstsein wäre hingegen 15 Kilometer lang! Das bedeutet, unser

Leben findet hauptsächlich im Unterbewusstsein statt. Unsere Entscheidungen, Handlungen und Gedanken sind schon lange da, bevor wir sie bewusst wahrnehmen. Das ist auch gut so, denn wir würden verrückt werden, wenn wir alles bewusst verarbeiten müssten, was auf dieser Welt bzw. um uns herum geschieht. Das Problem ist nur, dass manchmal ein wenig zu viel in unserem Unterbewusstsein abläuft. Viele Menschen erkennen die Situation, in der sie sich befinden gar nicht, bis es irgendwann zu spät ist. Wenn Stress zum Alltag und zur Normalität wird, dann wird er schnell zu einem Problem.

Nur wer bewusst lebt, kann bewusst handeln.

Das bewusste Zurückführen zur gesunden Normalität ist meist sehr schwer, denn die Erkenntnis, dass man vielleicht jahrelang „falsch" gelebt, gegessen und trainiert hat, muss erst einmal erlangt werden. Dazu benötigt man Selbstreflexion. Die Zeit für Selbstreflexion nimmt man sich aber meistens erst, wenn man mal gegen die Wand gelaufen ist und feststellt, dass man nicht weiterkommt. Was dann erschwerend hinzukommt ist, dass man in den meisten Fällen nicht weiß, was man ändern kann, damit es einem besser geht. Die Erkenntnis, dass man in einer Sackgasse steckt, ist der erste Schritt, aber dann muss man auch den Ausweg finden. Vielleicht wird so ein bisschen klarer, warum so viele Menschen auf- und sich ihrem Schicksal ergeben. Sie wissen einfach nicht, was sie machen können, um da wieder herauszukommen Die Lösung liegt dabei aber ganz simpel im Anfangen. Wer feststellt, dass die aktuelle Situation ihm nicht guttut, der muss die Stressoren ausfindig machen und nach und nach bewusst Abstand von ihnen nehmen, was aber in der Realität nicht ganz so einfach ist. Ein erster Schritt ist, sich die Belastungen bewusst zu machen und ihnen dann immer weniger Aufmerksamkeit und weniger Macht zuzusprechen. Wie das geht? Das üben wir gemeinsam im Mentaltraining, das ebenfalls Bestandteil der B-E-R-G-Formel ist. Wahrnehmung ist einer der wichtigsten Pfeiler der geistigen Gesundheit.

Sich selbst wahrnehmen mit Mentaltraining

Wir funktionieren tagein, tagaus. Die meisten nennen das Leben. Mal ganz ehrlich: Wer lebt heute schon bewusst im Hier und Jetzt? Wir nehmen uns keine Zeit für uns selbst. Der beste Beweis dafür sind die gestiegenen Zahlen an Depressiven, Krebskranken und Burn-out-Patienten. Alles Krankheitsbilder, bei denen Verdrängung und Stress eine wesentliche Rolle spielen, bis das System kollabiert. Aus meiner Erfahrung kann ich sagen, dass es nur sehr wenige Menschen gibt, die ihr Leben bewusst genießen. Es bedarf oftmals dem allseits bekannten „Schuss vor den Bug", um ein Umdenken, Umlenken und Einsehen zu erzeugen. Ich möchte Sie hiermit animieren, dass Sie nicht erst auf diesen Schuss warten, sondern direkt anfangen, bewusster zu leben. Legen Sie öfter mal das Handy weg und genießen Sie Ihren Tag, Ihre Gespräche, Ihren Sport und Ihr Essen. Sie wissen ja, was geschieht, wenn wir unsere Gedanken auf Genuss umstellen: Unser Stresslevel sinkt und damit die Anzahl der freien Radikale.

> Wir tun durch bewusstes Wahrnehmen und Umdenken etwas sehr Nachhaltiges für unsere Gesundheit.

Es tut mir leid, dass ich Ihnen nicht einfach sagen kann „Machen Sie A und Essen Sie B und Schlafen Sie C Stunden, dann werden und bleiben Sie lange gesund", aber Sie werden auf unserer gemeinsamen Reise herausfinden, was für Sie am besten funktioniert, und Sie werden extreme (positive) Veränderungen wahrnehmen, sofern Sie sich darauf einlassen. Leben ist nicht monoton und auch nicht konstant – es ist ein Prozess, der sich von jetzt auf gleich verändern kann und der immer wieder Anpassungen erfordert. Aber um diese vorzunehmen, muss man die Grundbausteine der Gesundheit kennen und entsprechend in die Wege leiten. Wer aber immer auf der Überholspur unterwegs ist und keine Rast macht, der erkennt auch nicht die Gefahren, die auf der Strecke lauern. Aus diesem Grund ist für mich das Wahrnehmen der eigenen Geisteshaltung sowie der auftretenden Beschwerden so immens wichtig, damit keine Zeit verloren geht, um Gegenmaßnahmen einzuleiten. Es reichen schon fünf Minuten am Tag; diese sollte man aber wirklich in absoluter Ruhe und Entspannung verbringen, innehalten und wahrnehmen. Nach innen schauen, ob noch alles passt, und sich täglich neu fokussieren, damit Sie Ihre Ziele und Wünsche nicht aus den Augen verlieren.

Fragen Sie mal in Ihrem Freundeskreis, wer gestresst ist. Sie werden die Antworten vermutlich schon kennen. Stress hat aktuell jeder „normale“ Mensch und es gehört fast schon zum guten Ton, gestresst zu sein. Stellen Sie sich mal den Gesichtsausdruck Ihrer Freunde vor, wenn Sie auf die Frage, ob Sie gestresst sind, sagen: „Nein, ich ruhe in mir selbst und mir geht es super!“ Die denken dann vermutlich, Sie nehmen irgendwelche Drogen, dabei haben Sie einfach erkannt, dass Stress ungesund ist.

Eine für mich nicht mehr wegzudenkende Technik zur Stressreduktion ist mein Mentaltraining. Dazu muss man sich nicht ausziehen, umziehen, hinlegen oder entspannen. Es findet in Ihrem Kopf statt. Sie können diese Technik in jeder freien Minute anwenden und Sie werden sehen, es wird Ihnen schon nach kurzer Zeit viel bringen. Aber wie immer: Sie müssen es *tun!* Es ist eine Art Training, eine konstante Wiederholung ein und derselben Tätigkeit bzw. in diesem Fall eines (positiven) Gedankens. Ich nenne es immer „Kurzurlaub für Körper, Geist und Seele“. Wie gesagt, Sie können Mentaltraining überall und jederzeit machen, Sie brauchen dazu keine Vorbereitung und auch keine Utensilien.

> Mentaltraining bedeutet für mich Kurzurlaub für Körper, Geist und Seele.

Stress entsteht durch innere und äußere Einflüsse, durch Druck, den uns andere machen und den wir uns selbst machen. Wir können beides beeinflussen. Das erfordert in erster Linie, den Druck als solchen zu erkennen. Die meisten Menschen spüren viel, erkennen es aber nicht. Bewusstes Wahrnehmen ist der erste Schritt, den man machen sollte, damit man langfristig etwas verändern kann. Das erfordert aber Ruhe und ein bisschen Geduld sowie Selbstreflexion. Sobald man anfängt zu reflektieren, merkt man, welche Menschen gut für einen sind und welche einen ausbremsen. Nur wer über sich, sein Leben und seine Ziele konkret nachdenkt, dem eröffnen sich neue Perspektiven. Jemand, der dauerhaft in seinem Hamsterrad verweilt, wird nicht die Möglichkeiten erkennen, die außerhalb des Käfigs liegen. Gestatten Sie es sich, langsamer zu werden, aus dem Rad herauszutreten, sich umzuschauen, Pläne zu schmieden, Wege zu finden und frei zu sein. Das hört sich nicht nur einfach an, es ist tatsächlich ganz leicht. Das können Ihnen diejenigen bestätigen, die sich schon länger mit sich selbst beschäftigen. Das heißt nicht, dass sich die Probleme und Herausforderungen von allein lösen, wenn man runterfährt und reflektiert – aber der Geist kann neue Wege aus Situationen finden, die er so im Alltagsstress einfach nicht sieht. Deshalb meine Empfehlung: Schnappen Sie sich ein Blatt Papier und einen Stift und legen Sie los! Einfach mal machen, Sie werden sehen, es hilft.

Das Mentaltraining ist dann sinnvoll, wenn wir unsere Stressoren erkannt und für die Herausforderungen eine Lösung gefunden haben. Dazu ein praktisches Beispiel: Sie haben einen Chef, einen Kollegen oder ein Familienmitglied, der bzw. das Sie stresst. Durch permanenten Druck oder Beleidigungen, ganz egal. Wenn Sie jemand stresst, dann hat er eine gewisse Macht über Sie. Sobald Sie das erkannt haben, können Sie Folgendes versuchen:

1. Haben Sie Verständnis für diese Person. Das hört sich zunächst komisch an, ist aber sehr sinnvoll.
2. Denken Sie immer, wenn Sie sie sehen: „Du hast keine Macht über mich!“
3. Diesen Satz wiederholen Sie immer und immer wieder. Das können Sie zu jeder Zeit und in jeder Umgebung tun.

Mit Mentaltraning nehmen wir einer Person die Macht, die sie aktuell über uns hat.

Wir programmieren damit die negativen Assoziationen in uns um, die wir gegenüber dieser Person haben. Wir nehmen ihr die Macht, die sie aktuell über uns hat. Entziehen Sie bildhaft jemandem die Macht über Ihr Gemüt und stellen Sie sich vor, Sie würden dieser Person einen Umschlag wieder wegnehmen, den sie ungerechtfertigt von Ihnen hat. Entziehen Sie ihr die Macht über sich, immer und immer wieder. Sie werden feststellen, dass sich sehr schnell ein befreiendes Gefühl einstellt und es Ihnen wesentlich besser geht. Probieren Sie es aus! Sollten Sie merken, dass Sie wieder „rückfällig" werden, dann wiederholen Sie die Übung einfach noch einmal. Über kurz oder lang wird sich Ihre Einstellung gegenüber der betreffenden Person verändern. Aber nicht nur Ihre Einstellung wird sich ändern, auch das Verhalten der Person Ihnen gegenüber wird sich grundlegend verändern. Denn machen Sie sich bewusst: Druck erzeugt Gegendruck. Wenn Sie zum Beispiel permanent jemand schikaniert und er merkt, dass es nicht mehr fruchtet und nicht mehr den Effekt hat, den er sich vorstellt, dann verliert er das Interesse daran. Er wird sich zurückziehen und Sie freigeben. Wir verknüpfen in diesem Beispiel verschiedene Techniken miteinander: das Visualisieren und das Umprogrammieren von eingefressenen Denkmustern.

Ich finde das Thema des Mentaltrainings insbesondere in Bezug auf Stressabbau sehr spannend. Wer den Mechanismus von Druck und Gegendruck verstanden hat und wer den positiven Effekt erlebt hat, der entsteht, wenn man Stressoren aus dem Weg geht und seine Gedanken in Richtung der Stressoren verändert, der wird feststellen, dass es ganz leicht ist. Das funktioniert nicht nur mit Personen, sondern auch mit Tätigkeiten oder Gegenständen. Entziehen Sie dem, was Sie nervt, stresst oder Ihnen Angst macht einfach die Macht.

Wann haben Sie zuletzt mal so richtig in sich hineingehorcht? Haben Sie irgendwo Schmerzen? Wissen Sie, woher sie kommen? Wissen Sie, was man dagegen tun kann? Kennen Sie Ihren Stand, also wissen Sie, wie Sie stehen? Gerade, krumm, gebückt? Nur wer innehält und bewusst wahrnimmt, der erkennt seine Position im Raum. Wer sich und seinen Zustand kennt, kann realistische Ziele setzen und den Weg definieren.

(Selbst-)Wahrnehmung ist etwas, was wir nicht in die Wiege gelegt bekommen. Das kann man lernen, aber es erfordert Wissen, Training und Geduld.

Können Sie sich vorstellen, einen Marathon in zwei Stunden zu laufen und das mit einem kaputten Fuß? Ich denke nicht. Dennoch ist es leider so, dass viele Menschen sich Ziele setzen, die in ihrem Zustand niemals erreichbar sind. Warum? Weil sie ihre eigene Ausgangsposition nicht kennen und den Weg völlig falsch einschätzen. Mein Lieblingsbeispiel: die jährliche Neujahrsdiät. Fünf Kilo gehen bestimmt in vier Wochen runter, ich muss einfach nur die Hälfte essen, dann klappt das schon. Schwups, sechs Wochen später sind wie durch Zauberhand noch drei Kilo mehr auf den Hüften.

Die Kraft der Visualisierung

Eine extrem wichtige Technik im Bereich der Regeneration ist das Visualisieren. Es hilft ungemein beim Erkennen von Hürden, Schwierigkeiten und Zielen. Eines meiner Lieblingsbeispiele zu diesem Thema möchte ich Ihnen nicht vorenthalten: Arnold Schwarzenegger hat in *Das große Bodybuilding Buch* Anfang der 70er-Jahre beschrieben, wie er aus seiner größten Schwäche eine seiner Stärken gemacht hat. Dazu muss man wissen, dass es im Profi-Bodybuilding sehr wichtig ist, dass der Körper harmonisch und symmetrisch trainiert und entwickelt wird. Seine Schwäche waren seine Waden. Wegen dieser Schwäche hat er Wettkämpfe verloren. Ein einfaches Wadentraining mehr war ihm zu simpel, stattdessen hat er alle seine Hosen am Knie abgeschnitten. Alle! Warum? Damit er immer vor Augen hatte, was sein Ziel war. Er stellte sicher, dass ihn auch wirklich jeder darauf ansprach, warum er nur kurze Hosen trug. Somit verlor er sein Ziel niemals aus den Augen. Ein verrücktes Beispiel, aber ein sehr eindrucks- und wirkungsvolles.

In der Psychologie ist die Technik des Visualisierens schon lange bekannt. Ich bin davon mehr als überzeugt und weiß, dass sie funktioniert. Ich selbst nutze diese Technik bereits seit mehr als 25 Jahren – und das sehr erfolgreich.

Positive Gedanken nutzen

Emotionen sind chemische Reaktionen des Körpers: Das Gehirn empfindet etwas beim Anblick einer Person, einer Situation, einer Bewegung. Diese Empfindung löst wiederum eine Kettenreaktion in uns aus: Hormone, Botenstoffe, Signalstoffe, Warnstoffe, Wachstumsreize und vieles mehr werden produziert und durch den Körper geschickt. Da muss ich nicht lange nach einem Bespiel suchen. Ich denke jeder Erwachsene hatte schon mal Schmetterlinge im Bauch. Und jetzt kommt's: Es ist egal, ob die Person leibhaftig vor einem steht oder ob wir uns ein Bild der Person anschauen – die chemischen Reaktionen sind annähernd die gleichen, sie weichen nur in der Intensität minimal ab. Was bedeutet das für uns? Stellen Sie sich bildhaft Ihre Ziele vor, hängen Sie Bilder Ihrer Ziele auf, fangen Sie an zu träumen, und zwar so intensiv, wie es nur geht. Je intensiver Sie Ihr Ziel verinnerlichen, desto eher erreichen Sie es.

Gedanken, Bilder und Bewegungen lösen Emotionen in uns aus.

Bei der Visualisierung ist es außerdem wichtig, dass Sie auf Ihre Gedanken achten. Das Beispiel mit den Schmetterlingen im Bauch war ein positives Beispiel. Das geht leider auch andersherum. Zeige ich Ihnen ein Bild Ihres Erzfeindes, dann beginnen ebenfalls chemische Reaktionen in Ihrem Körper – nur eben keine positiven, sondern durchweg negative. Wer nicht gerne zur Arbeit geht, der fängt schon beim Aufstehen an, sich negative Gedanken zu machen. Über kurz oder lang kann man davon krank werden. Die negativen Botenstoffe und Hormone verlangsamen unseren Zellstoffwechsel und deaktivieren unser Immunsystem. Es ist kein

Wunder, dass in einem Unternehmen, in dem schlechte Stimmung herrscht, die Krankheitsrate steigt. Die Mitarbeiter müssen nicht absichtlich krankmachen, sie haben durch die vielen negativen Gedanken und Einflüsse einfach kein Immunsystem mehr und sind dadurch anfälliger für Viren, Bakterien und andere Erreger. Was erschwerend hinzukommt ist, dass man generell feinfühliger wird und die Belastungsgrenze sinkt. Nicht nur die Schwelle zum Krankmelden sinkt, sondern auch die Schwelle für private Aktivitäten – wir werden Lust- und Antriebslos.

Unsere Gedanken werden durch unser Umfeld beeinflusst. Leben und arbeiten wir in einem negativen Umfeld, dann löst das negative chemische Reaktionen in uns aus. Das können wir nicht verhindern – sobald wir „Bedrohungen" wahrnehmen, startet dieser Prozess. Das ist unser Überlebensmechanismus; dieser läuft automatisch ab und ist seit der Urzeit in uns verankert, um uns zu schützen. Je mehr Negativität in unserem Alltag herrscht, desto mehr sind unsere Zellen und die Zellgesundheit in Gefahr. Auch hier haben wir wieder das Problem, dass es oft Jahre dauert, bis die Auswirkungen ans Tageslicht treten. Die Rolle des Umfelds wird in der Medizin leider kaum bzw. gar nicht berücksichtigt, was aus meiner Sicht ein Fehler ist, denn wenn Sie eine Krankheit heilen und die Gefahr eines Rückfalls verhindern wollen, dann sollte sich auch das Umfeld verändern, in dem Sie krank geworden sind. Wenn man durch äußere Einflüsse krank geworden ist, dann kann man nicht erwarten, im gleichen Umfeld gesund zu werden.

> Je mehr Negativität in unserem Alltag herrscht, desto mehr ist unsere Zellgesundheit in Gefahr.

Es geht aber ebenso in die andere Richtung: Wenn Sie verliebt sind, geht es Ihnen gut und Sie fühlen sich wohl. Sie können Bäume ausreißen und sind schon frühmorgens fitter als sonst. Daran erkennen Sie die Kraft der Gedanken und ihre Auswirkungen auf den Chemiebaukasten des Körpers. Nicht dass Sie jetzt denken, Sie müssten ständig neu verliebt sein, um die positiven Reaktionen des Organismus zu wecken. Was ich Ihnen sagen möchte ist, dass Ihre Gedanken mehr Kraft haben als Sie vielleicht denken. Sie können damit mehr Schaden anrichten als Ihnen lieb ist, wenn Sie nicht darauf achten, was Sie denken. Sie können Ihre Gedanken aber ebenso nutzen, um sich etwas Gutes zu tun, sich zu heilen und Ihre Ziele zu erreichen. Aus diesem Grund sieht die B-E-R-G-Formel ein tägliches Mentaltraining vor. Dieses ist zum einen zur Verinnerlichung, zum Üben und Vertiefen gedacht, aber vornehmlich soll es helfen, die eigenen Gedanken mindestens einmal am Tag in eine positive Richtung zu lenken.

Gerade in schwierigen Zeiten ist das Mentaltraining besonders wichtig.

Positives Denken – NLP-Ansätze für die Praxis

Was ich Ihnen im vorherigen Kapitel geschildert habe, sind die ersten Ansätze des NLP, des Neuro-Linguistischen Programmierens; eine Technik, die mich schon mehr als mein halbes Leben begleitet und bei der ich aus wirklich langer Erfahrung berichten kann. Man kommt sich zwar völlig bescheuert vor, aber es funktioniert. Wie? Ganz einfach: Im Prinzip funktioniert das Ganze wie gut gemachte Werbung. Wer in den letzten 20 Jahren regelmäßig Fernsehen geschaut hat, der wird mit Sicherheit das eine oder andere Mal Opfer von Werbung gewesen sein und etwas gekauft haben, das er weder brauchte noch wollte, weil die Werbung ihm weisgemacht hat, dass es sich bei dem Produkt um das Beste seiner Art auf dem Markt handelt. Werbung ist dann perfekt, wenn sie kurz, prägnant, einprägsam und ständig wiederholend ist. Sehen wir die gleiche Werbung immer und immer wieder, reicht meist schon der erste Ton der Werbemelodie oder das erste Bild der Werbung, um zu erkennen, um welches Produkt es sich handelt. In diesem Fall waren Werbespezialisten am Werk. Und wissen Sie was? Das können Sie auch! Werden Sie Ihr eigener Werbespezialist für Ihre eigenen Produkte – in diesem Fall sind das Ihre Gedanken. Wiederholen Sie Ihre positiven Gedanken immer und immer wieder, um sie zu verinnerlichen und so Ihr Leben nachhaltig zu beeinflussen.

Leider kennen viele nur das negative Beispiel dieser Technik. Sie haben bestimmt schon mal von jemandem gehört, dass er sich etwas nicht zutraut, weil seine Eltern immer gesagt haben: „Lass das, du kannst das eh nicht." Solche und ähnliche Äußerungen haben starke Auswirkungen auf die Psyche. Wer dauerhaft von negativen „Werbesendungen" beschallt wird, der glaubt diese irgendwann und macht sie zu seinen eigenen Überzeugungen. Solche Programmierungen wieder loszuwerden ist harte Arbeit. Dauerwerbesendungen können also von uns selbst, aber auch von anderen kommen, und wenn wir sie oft genug hören, dann machen diese etwas mit uns, sie prägen unser Unterbewusstsein. Diesen Effekt können wir nutzen. Wir können uns selbst (oder Menschen, denen wir etwas Gutes tun wollen) positive Dauerwerbesendungen mit viel positiver Energie senden.

Durch permanentes Wiederholen ein und derselben Botschaft verändern wir auf nachhaltige Weise unser Unterbewusstsein, bis unsere neuen Überzeugungen schließlich die Bewusstseinsebene erreichen und uns insgesamt positiver denken und handeln lassen. Was uns vielleicht am Anfang etwas merkwürdig vorkommt ist, dass wir uns selbst gefühlt etwas einreden, was wir erst mal weder spüren noch glauben. Damit kommen viele Menschen nicht klar. Ein Beispiel: Sie fühlen sich minderwertig. Die neue Dauerwerbesendung könnte in diesem Fall lauten: „Ich bin wertvoll!" Ihr Gehirn wehrt sich vielleicht zunächst gegen diesen (in Ihren Augen) absurden Gedanken, aber lassen Sie sich gesagt sein, dass es funktioniert! Sie kennen das: Jede gute Werbung nervt am Anfang, und wenn man dann im Laden steht, dann weiß man plötzlich, welches Produkt „gut" für einen ist. Senden Sie sich positive Dauerwerbesendungen, auch wenn Ihnen nicht danach ist oder Sie gefühlt anders denken. Senden Sie sie immer und immer wieder. Mentaltraining ist eine Art von Training, und Training ist immer anstrengend, auch wenn es im Kopf stattfindet.

Mentaltraining könen Sie immer und überall durchführen.

Nutzen Sie jede freie Minute, jede rote Ampel, jede Aufzugfahrt, oder nehmen Sie sich ein paar Minuten vor dem Schlafengehen, was aus meiner Sicht die beste Zeit für ein intensives Mentaltraining ist. Sagen Sie sich beim Einschlafen immer und immer wieder ein und denselben Satz, die gleiche Affirmation. Formulieren Sie sie positiv. Es ist zu Beginn nicht einfach, eine neue Information in Ihrem Kopf zu verankern und eine alte zu überschreiben. Es hört sich vielleicht simpel an, das ist es aber nicht. Sie werden vermutlich immer wieder von Ihrem wohlformulierten Satz abweichen. Versuchen Sie mal, eine Minute lang zu denken: „Es geht mir gut!“ Ich bin gespannt, ob Sie das tatsächlich auf Anhieb schaffen oder ob Sie sich ablenken lassen. Schaffen Sie es locker, dann bleiben Sie dran und sagen es zwei, drei oder vier Minuten, oder (falls Sie es abends machen) bis Sie eingeschlafen sind.

Was beim NLP zu beachten ist

Wir möchten durch diese Techniken bewusst das Unterbewusstsein programmieren. Dabei gibt es ein paar extrem wichtige Dinge zu beachten:

- Verwenden Sie keine Negationen wie „nicht“, „keine“ oder Ähnliches.
- Verwenden Sie keine negativen Begriffe wie „Angst“, „Stress“, „Tod“ oder „Krankheit“.

Es ist unerlässlich, Wörter wie „nicht“ und „kein(e)“ aus Ihren Affirmationen zu verbannen, denn ansonsten reagiert das Gehirn auf die Negation und dann erreichen wir damit genau das Gegenteil von dem, was wir eigentlich möchten. Bei Sätzen wie „Ich habe keine Angst“ oder „Ich bin nicht krank“ fokussieren wir uns automatisch auf die Begriffe „Angst“, „krank“, „keine“ und „nicht“ – dass das keine positiven Auswirkungen haben kann, können Sie sich vermutlich vorstellen. Sagen Sie stattdessen zum

Beispiel „Ich bin gesund“ oder „Ich bin mutig“. Dieselbe Bedeutung, aber eine andere Formulierung. Sehen Sie den Unterschied?

Fangen Sie zum Einstieg bitte mit kurzen, positiven Sätzen an. Wiederholen Sie diese immer und immer wieder; nutzen Sie dazu jede Gelegenheit. Später, wenn Sie die Technik beherrschen und die Wirkung spüren, können Sie gern mehrere Sätze affirmieren. Vergessen Sie aber bitte eine Sache nicht: den Zusammenhang! Sie können sich pausenlos einreden, dass Sie glücklich sind – wenn Ihr Körper nicht die Nährstoffe für den entsprechenden „Bauprozess“ der Glückshormone bekommt, dann wird das Mentaltraining nicht viel bringen. Aus meiner Sicht ist das ein Hauptgrund dafür, dass so viele Menschen nicht von diesen Techniken überzeugt sind und sagen: „Hab ich alles schon versucht, hat nichts gebracht!“ Es bringt eben nur etwas, wenn der Körper ausreichend Nährstoffe zur Verfügung hat, um den Produktionsprozess zu starten, den Sie mit Ihrer Affirmation auslösen wollen. Dasselbe gilt für Zufriedenheit. Sie denken kontinuierlich „Ich bin zufrieden, ich bin zufrieden, ich bin zufrieden“, wiederholen das Ganze regelmäßig und stellen fest: Es tut sich nichts. Das wird daran liegen, dass es für Zufriedenheit viele chemische Bausteine gibt, die diesen Zustand erzeugen. Ohne ausreichend Serotonin können wir das Gefühl beispielweise gar nicht entwickeln. Wir werden immer unruhig und getrieben und unzufrieden sein, weil wir einfach nicht genug Serotonin produzieren. Da nutzt es auch nichts, wenn wir dem Körper durch Mentaltraining sagen, dass er Zufriedenheit bauen soll. Er kann es nicht, wenn er keine entsprechenden Bausteine hat.

Sie sehen, die B-E-R-G-Formel ist ein ganzheitliches Zusammenspiel und man kann nicht einen einzigen Pfeiler der Gesundheit allein betrachten. Nährstoffmangel ist einer der Hauptgründe für Depressionen, schlechte Stimmung und Aggressionen. Und wie wir mittlerweile wissen hat das nichts mit Essen zu tun, denn über Essen verfügen wir ausreichend – aber eben nicht über

Nährstoffe. Wer das verstanden hat, der hat einen enormen (Gedanken-)Sprung geschafft und wird seine Ziele schnell erreichen.

Atmung – viel mehr als ein unbewusster Prozess

Für mich ist die Atmung einer der beeindruckendsten Prozesse des Körpers. Nichts spiegelt unsere Verfassung so wider wie der eigene Atem. Wie schnell, wie tief, wie flach wir atmen sagt so viel über die aktuelle Situation aus, in der wir uns befinden, dass man nicht viel mehr braucht, um zu sehen, ob jemand gestresst oder entspannt ist. Die Atmung wird von unserem zentralen Nervensystem ohne unser bewusstes Zutun gesteuert, sie läuft (zum Glück) völlig automatisiert ab. Schaut man sich das im Detail an, wird man schnell erkennen, dass dieser für uns so selbstverständliche Prozess mehr Auswirkungen hat, als man denkt.

Wie wir bereits im Kapitel „Moderat trainieren für maximalen Sauerstoff im Blut“ ab Seite 29 gelernt haben, ist Sauerstoff der wichtigste Bestandteil unseres Organismus und kommt durch unsere Atmung in unseren Körper. Alle Prozesse, die in uns ablaufen, benötigen Sauerstoff, und wenn wir bei Anstrengung falsch atmen, macht der Körper nicht das, was er soll. Gerade für die Prozesse der Energiegewinnung ist Sauerstoff extrem wichtig. Stimmen die Sauerstoffaufnahme und die Sättigung nicht, dann läuft der Verbrennungsprozess nicht rund, was dazu führt, dass zu viele Schadstoffe produziert werden.

> Alle Prozesse, die in uns ablaufen, benötigen Sauerstoff, deshalb ist richtiges Atmen so wichtig.

Interessanterweise steht dies nicht unbedingt in Verbindung mit Anstrengung bei sportlicher Aktivität, sondern es reicht bereits ein hektisches, panisches, schnelles Atmen, um im Körper für negative Konsequenzen zu sorgen. Was genau passiert? Ein Schadstoff, der bei Anstrengung oder bei falscher Atmung entsteht, ist Laktat (Milchsäure). Dieser belastet den (Zell-)Stoff-

Falls Sie sich wundern, warum Sie nicht abnehmen, wenn Sie gestresst sind, dann achten Sie mal auf Ihre Atmung. Ein kurzer, flacher Atem in die Brust hinein kann schon dazu führen, dass der Körper Laktat produziert und so den Stoffwechsel lahmlegt.

wechsel und kann ihn für viele Stunden lahmlegen, wenn die Konzentration im Blut ansteigt. Und das bei einem Prozess, der lebensnotwendig ist und völlig unterbewusst abläuft. Wer jetzt immer noch denkt, dass man beim Atmen nichts falsch machen kann, der irrt.

Warum richtiges Atmen so wichtig ist

Der soeben beschriebene Vorgang erzeugt eine Übersäuerung des Körpers. Es gibt allerdings noch weitere Gefahren bei falscher und eingeschränkter Atmung, angefangen bei Kopfschmerzen und Konzentrationsschwäche bis hin zu Stoffwechselstörungen, massiven Verspannungen und Verklebungen. Machen Sie sich bewusst: Es geht beim Atmen darum, den Körper mit dem wichtigsten Stoff zu versorgen, den er zum Überleben braucht – dem Sauerstoff. Ohne Sauerstoff geht in uns gar nichts. Haben wir keinen richtigen Sauerstofftransport, keine richtige Sauerstoffverarbeitung und keine richtige Sauerstoffsättigung, dann sterben wir. Nur weil dieser Prozess unbewusst läuft, heißt es nicht, dass er unwichtig ist.

Gerade wenn Menschen unter Blutdruckproblemen leiden, kann richtiges, bewusstes Atmen Abhilfe schaffen. Nicht nur bei Bluthochdruck, auch bei niedrigem Blutdruck. Durch die Atmung wird der Puls beeinflusst und somit der Blutfluss im Körper gesteuert. Gerade bei Menschen mit hohem Blutdruck liegt oftmals eine falsche Atmung vor, sie atmen zu flach und zu hektisch. Das erzeugt einen Druck in Lunge und Brust, welcher als unangenehm und beklemmend empfunden wird. Die Lunge und die Bronchien haben gar nicht mehr die Möglichkeit, sich zu entspannen. Hinzu kommt, dass unser Brustkorb mit einer Atmungsmuskulatur verbunden ist. Dies ist ein Geflecht, das den gesamten Brustkorb umspannt, bis hoch zum Nacken. Atmen wir falsch, kurz und hektisch, kann es hier zu massiven Verklebungen und Verspannungen kommen, die auch nicht durch Massagen oder Physiotherapie weggehen. Es hat lange gedauert, bis ich all diese Zusammenhänge erkannt und ein Puzzleteil nach dem anderen zusammengesetzt habe. Heute weiß ich, dass es ohne die richtige Atemtechnik oder das bewusste Entspannen der Atmungsmuskulatur keine wirkliche Entspannung gibt. Durch die richtige Atmung kann man seine Ausdauer, seine Erholung, seinen Blutdruck, seinen Ruhepuls und seine Konzentration massiv und positiv beeinflussen. Man muss richtiges Atmen trainieren. Kaum vorstellbar für jemanden, der das noch nie gemacht hat, aber es wirkt Wunder: weniger Stress, mehr Belastbarkeit, weniger Druck, mehr Konzentration, mehr Ausgeglichenheit – um nur ein paar Beispiele zu nennen.

Atemtechniken und -übungen für den Alltag

Unsere Lunge speichert Luft. Wenn wir kontinuierlich flach atmen, dann leert sie sich nicht, was zu einem ständigen Druck im Brustkorb führt; Beklemmungen und Verspannungen tun ihr Übriges dazu. Ich möchte Ihnen deshalb ein paar Übungen zeigen, die Sie überall und jederzeit durchführen können. Diese werden Ihnen guttun, gerade wenn Sie gestresst sind.

Übung 1: Legen Sie sich auf den Rücken. Atmen Sie zehnmal tief ein. Zählen Sie die Sekunden des Ein- Ausatmens, wobei Sie ein bis zwei Sekunden länger ausatmen. Sie werden feststellen, dass sich Ihr Brustkorb entspannt und löst. Sie werden sehr ruhig werden und Ihren Körper entspannen.

Übung 2: Legen Sie sich auf den Rücken. Atmen Sie normal, ruhig und tief. Atmen Sie ein und halten Sie die Luft für zwei bis drei Sekunden an, bevor Sie ausatmen. Bevor Sie wieder einatmen, halten Sie die Luft ebenfalls für zwei bis drei Sekunden an.

Übung 3: Legen Sie sich auf den Rücken. Schauen Sie auf die Uhr und versuchen Sie, so wenige Atemzüge wie möglich zu machen. Das ist eine tolle Meditationsübung und Sie können jeden Tag aufs Neue versuchen, Ihre vorherige Zahl zu übertreffen.

Bereits bei 15 Minuten pro Tag wird sich etwas verändern in Ihrem Leben.

Im Onlinecoaching zeige ich Ihnen noch mehr Übungen, die es Ihnen ermöglichen, durch bloßes Atmen Ihren Blutdruck zu normalisieren, Ihren Ruhepuls positiv zu beeinflussen und Ihre Stimmung zu heben. Es macht einfach Spaß zu spüren, wie der Körper sich verändert und wie positiv er auf Kleinigkeiten reagiert, die man bewusst macht. Atmen, Wahrnehmen, Entspannen.

Zufriedenheit erlangen – raus aus dem Kampfmodus

Wenn ich die letzten 20 Jahre Berufserfahrung Revue passieren lasse, dann hatte ich sehr oft das Gefühl, dass sich die Menschen, denen ich begegnet bin, im Krieg mit sich selbst und ihrem Körper befanden. Viel zu oft hassen Menschen sich und ihren Körper, weil er einfach nicht das macht, was man von ihm erwartet und was man sich erhofft. Dabei kann er das alles gar nicht erfüllen, weil er von uns nicht das bekommt, was er dazu braucht. Gerade Personen, die sich von einer Diät in die nächste hungern und über Jahre hinweg ihren Stoffwechsel kaputtgemacht haben, finden keinen Frieden mit sich. Dabei wissen wir ja nun, dass Ruhe, Frieden und Regeneration (auch die der Nerven) unabdingbar sind für Gesundheit und Wohlbefinden.

Führen Sie sich bitte mal vor Augen, was es bedeutet, wenn Sie mit Ihrem Körper und dessen Zustand ständig im Zwiespalt sind. Es ist, als würde pausenlos jemand mit Ihnen meckern. Dieses Meckern sorgt für sehr viel Cortisol, und was das bedeutet, wissen wir ja bereits. Wenn Sie keinen Frieden mit sich schließen, nutzt das ganze Bewegen und das gesunde Essen nichts, denn der Körper bleibt im Abbau- und Zerstörungsmodus, weil durch Ihre Gedanken kontinuierlich Cortisol ausgeschüttet wird. Um das zu verhindern, muss man verstehen, dass Zweifeln, Meckern, Unzufriedenheit und Angst die falschen Ratgeber und Motivatoren sind. Sie brauchen Zuversicht, (Selbst-)Vertrauen und Wissen, denn nur dann können Sie in sich ruhen und dem Körper die Zeit geben, die er braucht, um einwandfrei zu funktionieren.

Sobald Ruhe in Ihren Geist einkehrt, werden Sie feststellen, dass alles viel zielgerichteter abläuft. Aber nicht einfach nur, weil Sie anders denken, sondern weil weniger Cortisol entsteht, wodurch der Stoffwechsel wieder schneller läuft. Es werden vermehrt Zufriedenheitshormone produziert, die wiederum Energie liefern und ein Glücksgefühl entstehen lassen. Serotonin wird Ihr neuer Begleiter und Sie fühlen sich dauerhaft wohl, weil Sie wissen, dass alles in Ordnung ist und wieder gut wird.

Eine der ersten Lektionen, die Sie bei mir im Mentaltraining lernen ist, dass wir uns auf uns selbst besinnen und anfangen, zufrieden mit dem zu sein, was wir vorfinden und was wir haben. Wir analysieren und akzeptieren unsere aktuelle Situation, definieren einen neuen Weg und gehen mit kleinen Schritten los in die richtige Richtung. So beginnt jede Reise, und wenn Sie nur gut genug geplant ist, dann führt sie einen sicher ans Ziel – genau das machen wir hier gemeinsam. Bereiten Sie schon mal den inneren Friedensvertrag vor und fangen Sie an, das Kriegsbeil zu begraben.

Sagen Sie Ihrem Körper: „Alles wird gut! Ich weiß jetzt, wie es geht, und ich bringe uns hier raus!"

Sie werden feststellen, dass sich eine Art Euphorie einstellt. Genießen Sie es! Es gilt, diese so lange man lebt am Lodern zu halten, und das wird Ihnen auch gelingen. Wer einmal in Frieden mit sich gelebt hat, der gräbt nie wieder das Kriegsbeil aus, auch wenn der Körper mal anders will und anders reagiert. Wir wissen, alles hat seine Zeit und auch negative Phasen werden irgendwann enden.

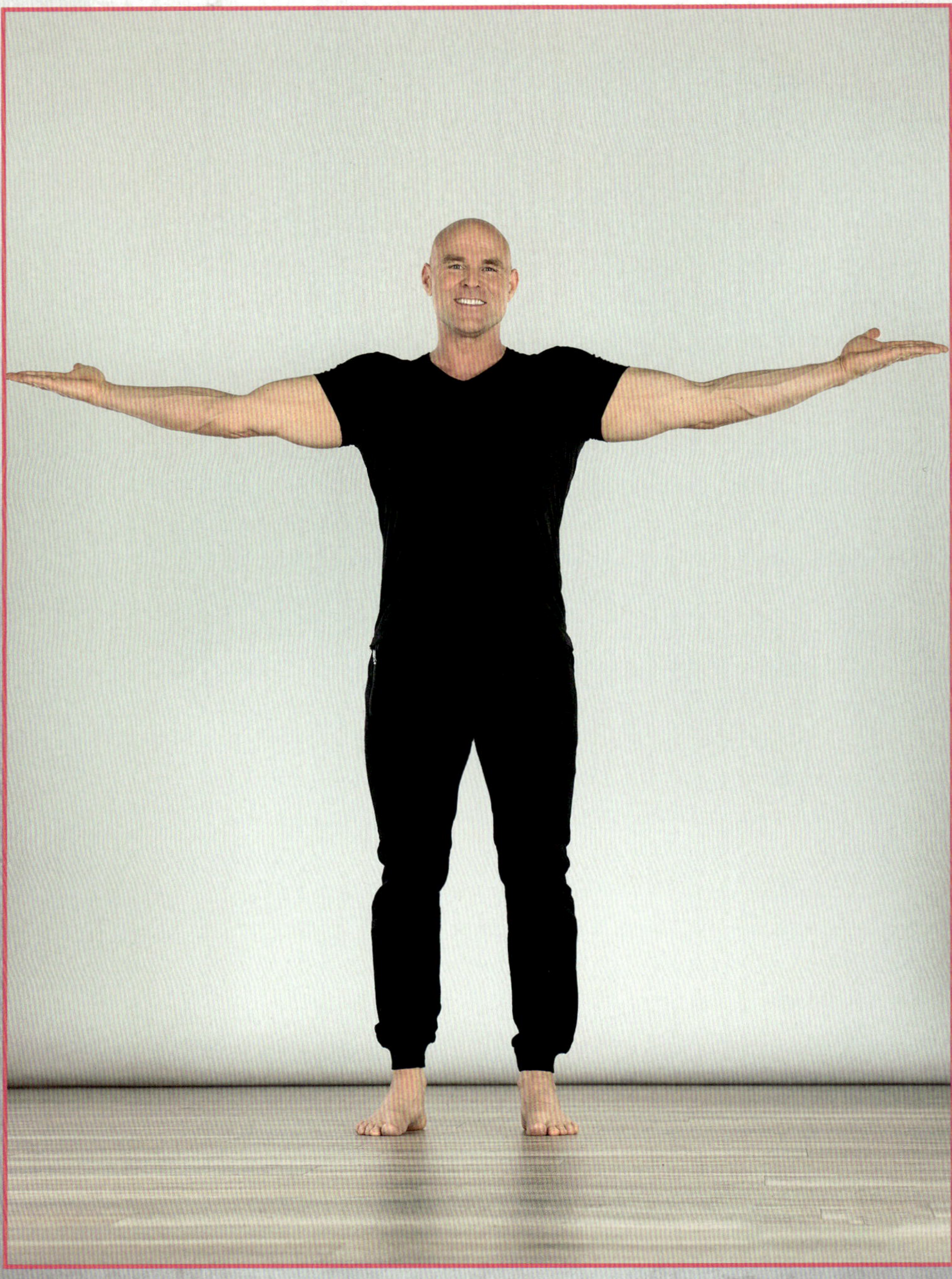

GEIST

Wie wir mittlerweile wissen, bringt es nicht viel, einfach drauflos-zutrainieren und zu hoffen, dass sich die gewünschten Ergebnisse dann schon von allein einstellen werden. Nur mit dem entsprechenden Wissen können Sie selbstsicher und motiviert an die Sache herangehen und den gesamten Prozess der ganzheitlichen Gesundheit in die richtige Richtung lenken. In diesem Kapitel erfahren Sie, wie Sie Druck lindern, Ihre Motivation steigern und sich die entsprechenden Kenntnisse aneignen, um das Beste aus Ihrer persönlichen B-E-R-G-Besteigung zu machen.

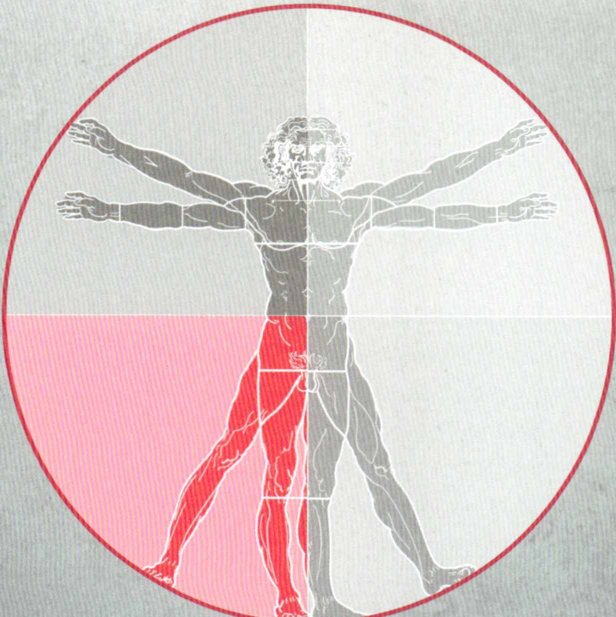

Sicherheit und Motivation durch Wissen

Geist ist Wissen – und Wissen hat nichts mit Intelligenz zu tun. Jeder kann alles lernen, jeder kann Zusammenhänge erkennen; man muss es nur verständlich erklärt bekommen. Das ist die hohe Kunst des Lehrens: Komplexes und Kompliziertes einfach und verständlich darzustellen und das eigene Wissen weiterzugeben, neue Informationen mit bekannten Informationen zu verknüpfen und im Lernenden ein anschauliches Bild entstehen zu lassen. Mir ist es wichtig, dass es mir gelingt, Ihnen plausible, plastische Informationen zu liefern, die Sie mit bereits vorhandenem Wissen sowie Ihrer Logik verknüpfen können, sodass daraus ein neues Bild, eine neue Information, ein neuer Wissensblock entsteht. Nur so kann man lernen und sich Dinge merken und erst dann bewirkt die B-E-R-G-Formel eine dauerhafte Veränderung in Ihnen.

Wissen macht sicher und gelassen

> Man kann sein Gehirn und sein Wissen trainieren.

Selbstvertrauen beruht auf der Überzeugung, dass man weiß, was man tut und dass man etwas kann. Man hat sich selbst gezeigt, dass man über eine gewisse Fähigkeit verfügt und dass man in der Lage ist, eigenverantwortlich für sich zu sorgen und auf sich aufzupassen. Je öfter man sich beweist, dass man etwas gut kann, desto ruhiger und sicherer ist man dabei. Eines der besten Beispiele sind Profi-Golfspieler. Sie schaffen es, einen Ball mit über 200 km/h durch einen engen Tunnel von Menschen zu schlagen, ohne dabei in Schweiß auszubrechen. Jeder, der einmal gegen einen Golfball geschlagen hat, weiß, was das bedeutet und dass ein Fehler gefährlich werden kann. Woran liegt es, dass die Profis das mit einer so unfassbaren Ruhe schaffen? Sie wissen, dass sie es können, weil sie es hunderttausendmal gemacht haben. Sie haben trainiert!

Es ist nur sehr wenigen Menschen in die Wiege gelegt, dass sie nur einmal etwas gelesen und gehört haben müssen, damit sie es perfekt wiedergeben und auch noch anwenden können. Auch im Sport gibt es nur wenige Ausnahmetalente, die etwas auf Anhieb können. Im Leistungs- und Profisport ist Talent wichtig, aber wird immer von Fleiß geschlagen, wenn man sich auf seinem Talent ausruht. Übung macht den Meister, da ist wirklich etwas dran. Wenn man etwas perfekt beherrschen will, muss man es mindestens zehntausendmal gemacht haben. Selbst das ist keine Garantie, aber ein Wert, der zeigt, wo die Reise hingeht. Das gilt für Sport und Bewegung. Im Bereich Wissen muss man etwas nicht unbedingt zehntausendmal gehört haben. Manchmal reicht bereits einmal, wenn man es richtig verknüpft bekommt. Aber je öfter man etwas hört, desto sicherer behält man es. Es wird immer wieder an der gleichen Stelle im Gehirn verankert, bis es sitzt.

Warum schreibe ich Ihnen das? Ich möchte nicht, dass Sie denken, dass Sie sich die Inhalte des Buches nicht merken können. Wer das hier alles zum ersten Mal liest und hört, fühlt sich schnell erschlagen von der Vielzahl der Informationen. Aus diesem Grund wiederhole ich einzelne Aspekte des Öfteren und verknüpfe bereits gehörtes Wissen mit neuen Informationen, in der Hoffnung, dass es sich so verfestigt. Sie werden feststellen, dass Sie ruhiger und sicherer werden, je mehr Sie über sich und die B-E-R-G-Formel wissen. Sie werden spüren, was Ihnen guttut und was nicht. Sie lernen von Tag zu Tag mehr, worauf es ankommt. Sie werden gelassener, konzentrierter und leistungsfähiger und dieser positive Prozess wirkt sich sehr beruhigend auf Sie und Ihren Körper aus. Sie wissen, Sie können sich auf sich und Ihre Gesundheit verlassen, und das ist ein tolles Gefühl. Sie müssen dazu nicht jede Einzelheit im Detail verstehen, Sie müssen dazu nicht den Zellaufbau vom Nukleus bis zur Zellmembran kennen, Sie müssen nur spüren, dass Sie mehr Kraft und weniger Stress haben, besser schlafen und konzentrierter sind. Es wird toll, so viel kann ich Ihnen versprechen.

Wissen schafft dauerhafte Motivation

Je mehr Erfolg Sie haben, desto selbstbewusster werden Sie.

Wenn wir eines aus der Realität gelernt haben, dann, dass Erfolg motiviert. Je erfolgreicher man ist und je besser man etwas kann, desto motivierter ist man. Es gibt nichts Schöneres, als Ziele zu erreichen und stolz zu sein, dass man es geschafft hat. Ihre Ziele erreichen nur Sie! Wenn Sie sie erreichen, dann ist das allein Ihr Verdienst! Sie haben sich konsequent Wissen angeeignet und es umgesetzt. Sie sind für Ihren Erfolg verantwortlich! Wird Ihnen das bewusst, dann wird Sie das noch mal mehr motivieren.

Motivation hilft dabei, lange erfolgreich zu bleiben. Mein Lieblingsbeispiel ist der FC Bayern München. Ich bin kein Fußballfan, aber was dieser Verein geschafft hat ist Weltklasse. Wie geht das? Ganz einfach, da sind Menschen am Werk, die erstens Wissen, was sie tun, und ihr Wissen zweitens mit Leib und Seele sowie mit viel harter Arbeit umsetzen. Das ist eigentlich auch schon alles was man braucht, um lange erfolgreich zu sein und zu bleiben.

Die Erfolgsfaktoren für langfristige Motivation:

- Das Wissen um die Sache zu besitzen,
- das zu lieben, was man tut und
- hart daran zu arbeiten, dass man seine Ziele erreicht.

Gesundheit ist kein Grundrecht. Gesundheit muss man sich erarbeiten und erhalten, ansonsten wird man sie nie Wertschätzen.

Jeder weiß, dass man sich kurzfristig zu etwas aufraffen kann, wenn man muss. Viele Menschen nehmen als Motivationsgrund die dringliche Empfehlung des Arztes. Wie oft habe ich schon gehört „Mein Arzt hat gesagt, ich muss jetzt was machen, sonst ist alles zu spät“. Am Ende war dann tatsächlich oft alles zu spät, denn diese Art der extrinsischen Motivation hält leider nie lange an. Motivation von außen ist immer nur temporär, deshalb stellen Sie sich bitte immer die Frage: Was wollen *Sie?* Was ist *Ihr* Ziel?

Wenn Sie nicht über das entsprechende Wissen verfügen, dann wird es schwer, nach der B-E-R-G-Formel zu leben. Wenn

Sie es nicht lieben, sich zu bewegen, sich gut zu ernähren und sich zu entspannen (das wird wohl das kleinste Problem sein) und wenn Sie daran nicht täglich wenigstens ein bisschen arbeiten wollen, dann legen Sie sich direkt zu Beginn der Reise unnötig Steine in den Weg. Deshalb ist es mein Ziel, egal aus welcher (extrinsischen) Motivation heraus Sie hier bei mir gelandet sind, eine intrinsische Motivation zu machen – eine Motivation aus sich selbst heraus.

Kurzfristig ist keine Kunst

Kurzfristig den Hintern zusammenzukneifen und eine Diät, ein Sportprogramm oder einen Lehrgang durchzuziehen, das schafft fast jeder. Aber lange bei einer Sache zu bleiben, das ist etwas völlig anderes. Das wäre ja gar nicht weiter schlimm, wenn es hier nicht um Ihre Gesundheit ginge. Denn beim Thema Gesundheit nutzt Kurzfristigkeit leider gar nichts. Es wäre ein Traum, wenn man mal eben eine Woche fastet und den Rest des Jahres essen kann, was man will, und dabei trotzdem gesund und fit bleibt. Eine Fastenwoche zwischendurch ist zwar besser als nichts, macht aber in der Regel mehr kaputt als dass es hilft, wenn man anschließend wieder in sein normales Muster verfällt.

Im Bereich der Ernährung sorgen kurzfristige Diäten und leere Versprechen schon seit Jahrzehnten für Millionen unglücklicher Menschen, der Jo-Jo-Effekt schlägt dabei gnadenlos zu. Kurzfristige Diäten zerstören lediglich Ihren Stoffwechsel. Sie sind nicht dauerhaft durchführbar und bieten in der Regel keinen Plan, was man anschließend machen sollte. Ich denke jeder, der schon mal eine Diät gemacht hat weiß, wovon ich spreche. Deshalb mein Rat: Finger weg von Diäten und kurzfristigen Programmen! Sie werden damit weder schlank noch schlau oder reich – vor allem nicht in utopisch kurzer Zeit. Es hat alles seine Zeit und eine dauerhafte Veränderung ist das, was wir anstreben. Kurzfristige Wunderdiäten machen uns nur kaputt und demotivieren auf ganzer Linie.

Die hohe Kunst der langfristigen Motivation

Es ist eine hohe Kunst, Menschen langfristig oder sogar für immer zu motivieren. Es ist mit sehr viel Arbeit, Vertrauen und Geduld verbunden, dauerhaft am Ball zu bleiben. Es geht hier nicht nur um Wissen und Anstrengung, sondern auch um Willenskraft. Ein klar definierter Wille und ein ebenso klar definiertes Ziel vor Augen sind notwendig, wenn man langfristig motiviert bleiben will. Ich möchte Sie nun darum bitten, sich – zumindest im Geiste – ein Ziel zu setzen: Stellen Sie sich vor, wie Sie mit 80 Jahren aussehen wollen. Wie fit möchten Sie sein? Was wollen Sie mit 80 noch alles tun? Definieren Sie es so genau wie möglich und verfestigen Sie dieses Bild und die dazugehörige Emotion. Und dann lassen Sie uns Ihr Navi starten ...

Das Navigationssystem – ein einfacher Vergleich für mehr Motivation

Ich liebe dieses Beispiel, da es so perfekt passt. Es zeigt sehr anschaulich, wie man lange motiviert bleiben kann und definitiv sein Ziel erreicht, egal wo man gerade ist. Für mich eine der wichtigsten Erfindungen des letzten Jahrtausends, denn dieses System spart unendlich viel Zeit. Gehören Sie zufällig zu der Generation „ADAC Autoatlas“? Dann wissen Sie noch was es heißt, zu verreisen, ohne die Strecke und die aktuelle Verkehrssituation zu kennen. Mit dem Atlas auf dem Schoß ins Ausland und hoffen, dass die Karten noch einigermaßen aktuell sind. Ja, es gab ein Leben vor dem Navi. Es war zwar aufregend, aber es hat auch viel Zeit und Nerven gekostet.

Lassen Sie uns mal schauen, was das Navigationssystem für Sie leisten kann: Definieren Sie zuerst Ihr Ziel, ermitteln Sie dann Ihren eigenen Standort, Ihren Zustand. Als Nächstes geben Sie sich eine Zeitvorgabe. Daraus ergibt sich der Aufwand, also die Arbeit, die Sie investieren müssen, um Ihr Ziel zu erreichen. Das Navi gibt Ihnen in diesem Fall Orientierung und zeigt Ihnen an, wo genau Sie sich auf der Strecke befinden und wie viel Sie schon geschafft haben. Ohne Ziel und ohne Standort irren Sie orientierungslos umher. Das gilt es zu vermeiden, denn das ist Zeitverschwendung und Zeit ist das einzige Gut auf diesem Planeten, das man nicht kaufen kann. Lassen Sie sich bitte weder von der Arbeit noch von der Dauer davon abhalten, an Ihre Ziele zu glauben.

Der Geist ist willig, aber das Fleisch ist schwach?

„Herr Eckardt, es liegt nicht an fehlendem Wissen oder fehlender Erkenntnis ... Es liegt am Willen und scheitert an der Umsetzung!" Ja, jeder erwachsene Mensch weiß, dass Chips und Gummibärchen oder ein Fläschchen Bier oder Wein am Abend nicht wirklich gesund sind, ebenso wenig wie Zigaretten. Jeder weiß, dass er sich damit schadet. Jeder! Und trotzdem muss ja jemand die Chips, die Pommes, die Schokolade und die Gummibärchen kaufen und auch essen, die zu Millionen Tonnen täglich hergestellt werden. Der Geist ist willig, das Fleisch ist schwach. Damit entschuldigt man sich für vermeintliche Fehlgriffe im Bereich Ernährung oder Bewegung.

Vor wem muss man sich rechtfertigen? Nur vor sich selbst. Wir kümmern uns nicht wegen anderer um unsere Gesundheit, sondern wir müssen es für uns selbst tun.

Wer etwas für andere macht, der wird über kurz oder lang nicht motiviert bleiben. Motivation ist der Motor, der uns antreibt, damit wir etwas für uns tun. Diese Erkenntnis muss aber ebenfalls aus Ihnen selbst heraus entstehen. Da nutzen alle guten Ratschläge nichts! Wer nicht erkennt, dass man für sein eigenes Wohlergehen Verantwortung übernehmen und Arbeit aufbringen muss, der wird sich dem Lauf der Dinge hingeben. Deshalb an dieser Stelle der Hinweis: Versuchen Sie nicht, andere von Ihrem Weg zu überzeugen. Egal, welchen Sie gehen. Es ist Ihr Weg! Gehen Sie ihn für sich und nicht für andere.

Die meisten Handlungen laufen im Unterbewusstsein ab: Atmen, Essen, Trinken, Autofahren und vieles mehr. Das hat schon seinen Sinn, denn wir würden verrückt werden, wenn wir alle Einflüsse und Geräusche bewusst wahrnehmen würden. Es ist nur leider so, dass wir oftmals auch unbewusst essen und trinken: einen Keks hier, einen Latte Macchiato dort, ein Stück Obst oder Schokolade zwischendurch, ein Bierchen am Abend.

Nein, ich möchte nicht, dass Sie sich kasteien, Sie sollen sich nur bewusst für etwas entscheiden. Wenn Sie einen Keks essen wollen, dann essen Sie bewusst einen Keks und nicht im Vorbeigehen. Genießen Sie ihn. Genuss spielt eine große Rolle in unserem Leben, und er hat einen umso größeren Effekt, wenn man ihn bewusst wahrnimmt. Denken Sie an die positiven Hormone, die ausgeschüttet werden, wenn es Ihnen gut geht und Sie glücklich sind. Dasselbe Gefühl kann entstehen, wenn Sie Ihre Lieblingsschokolade essen oder bewusst mit jemand anderem einen Kaffee trinken und dabei ein Stück Kuchen essen. Die Dinge bewusst wahrzunehmen macht alles doppelt schön. Genau darauf möchte ich Ihren Fokus lenken: auf bewusstes Leben. Nicht mehr ständig von A nach B und dabei am Leben vorbeihetzen, sondern innehalten, durchatmen, reflektieren und genießen. Erinnern Sie sich noch an das Beispiel aus dem Kapitel „Wie Dauerstress krank macht"? Die Landschaft können Sie nicht wirklich genießen, wenn Sie mit 200 km/h auf der linken Spur der Autobahn unterwegs sind. Sie müssen schon bewusst anhalten und einen Moment stillstehen, um zu erkennen, wie schön die Gegend ist.

Die Dinge bewusst wahrzunehmen macht alles doppelt schön.

Weniger Druck setzt positive Effekte frei

Ich habe mich sehr lange mit dem Thema innerer Frieden beschäftigt. Durch meine Berufspraxis habe ich viel mit kranken und übergewichtigen Menschen zu tun, die um Rat fragen. Nach kurzen Gesprächen wird oftmals klar, dass sie sich selbst dermaßen unter Druck setzen, dass sie unter der selbst erzeugten Last zusammenbrechen. Eine meine ersten Fragen in solchen Beratungsgesprächen ist immer: „Wer macht Ihnen diesen Druck?“ Stille, Entsetzen, Trauer, Wut. Das sind die Reaktionen, die nacheinander ablaufen, wenn man realisiert, dass man selbst der Druckerzeuger ist. Sie glauben gar nicht, wie viele Menschen unter dem selbst auferlegten Druck zerbrechen und mental und auch körperlich zugrunde gehen. Was mich immer wieder fasziniert ist das, was nach der Wut passiert. Es findet eine Art Erlösung statt und der Druck verschwindet, wenn der Patient versteht, dass er das Tempo, den Druck und die Arbeit, die bevorsteht, selbst bestimmen kann. Mit dieser Erkenntnis der Selbstbestimmung ist ein erster großer Schritt gemacht. In diesem Moment verschwindet der vermeintlich äußere Druck und es kehrt Ruhe im System ein. Ein geniales Schauspiel, das sich da in den Gesichtern der Menschen abspielt, und das innerhalb von Minuten. Welche positiven Effekte dieser eine Moment hat, ist wirklich unglaublich. Sobald der selbst auferlegte Druck verschwindet, reduziert sich das Cortisol im Blut. Sie wissen ja: Cortisol hemmt den Stoffwechsel und vor allem die Fettverbrennung. Bei Personen, die sich dauerhaft Druck und Stress wegen der Figur machen, ist an Abnehmen nicht zu denken. Nehmen Sie der Person den Druck, verschwindet das Cortisol und der Abnehmprozess läuft von ganz allein an.

So weit, so gut. Der nächste Schritt, nachdem man den Druck entfernt hat, ist, dass man einen neuen Zeithorizont schafft und eine Art Fernziel festlegt. Manche nehmen als Deadline ganz bewusst den nächsten runden Geburtstag. Damit schafft man sich Raum und Zeit und der Druck bleibt weg, denn Druck entsteht, wenn man sich zeitliche Grenzen setzt, die von vornherein nicht realistisch sind. Vergessen Sie alle utopischen Werbeversprechen und hören Sie stattdessen auf die Natur und auf Ihren Körper. Geben Sie ihm Zeit und lassen Sie Ihre Logik entscheiden, dann kehrt (endlich) Ruhe ein und die positiven Ergebnisse stellen sich ganz von selbst ein.

Ich habe Ihnen im Folgenden ein paar Schritte für mehr Frieden und Akzeptanz zusammengefasst und kann Ihnen wieder aus Erfahrung sagen, dass es funktioniert – man muss es eben (wie immer) nur machen.

Entscheiden Sie selbst

> Das Leben ist kein Wettrennen und auch kein Sprint. Es geht nicht darum, wer am schnellsten am Ziel ist. Es geht darum, aus jedem Tag, den man geschenkt bekommt, das Beste zu machen.

Was vielen Menschen fehlt ist das Bewusstsein, dass man sich auf sich selbst konzentrieren muss und aus seinem eigenen Leben das Beste machen sollte. Viele Menschen leben ein Leben in Missgunst und Neid, weil sie denken, sie kamen zu kurz und hatten nie eine Chance, dabei haben wir hier in Europa mehr als überall sonst das wunderbare Privileg, jederzeit etwas aus uns machen und unsere Träume verwirklichen zu können. Erinnern Sie sich an den Prolog? Wir treffen täglich unzählige Entscheidungen. Sie kennen sicherlich all die klugen Sprüche, dass jeder seines Glückes Schmied ist usw. Da ist tatsächlich etwas dran. Sie haben jeden Tag die Chance, das Beste aus Ihrem Leben zu machen. Es ist das Mindset, das uns den Tag voll und ganz erleben lässt. Leben Sie ein Leben, das Ihnen keinen Spaß macht, dann stehen Sie morgens schon widerwillig auf – und das ist mehr als verständlich.

Suchen Sie die Ursache für Ihre Unzufriedenheit. Sobald Sie sie gefunden haben, suchen Sie nach Alternativen, um Ihr Leben zu verbessern. Es gibt immer Lösungen. Sie sind nicht immer leicht oder bequem, aber es gibt sie. Entscheiden Sie jeden Tag aufs Neue, was Sie aus dem Tag machen. Denken Sie an die Dauerwerbesendung aus dem Kapitel „Positives Denken – NLP-Ansätze für die Praxis“ (Seite 123): Die Gedanken, mit denen Sie morgens aufstehen, bestimmen den Rest Ihres Tages. Ergeben Sie sich den Gegebenheiten oder möchten Sie etwas ändern? Wenn es etwas gibt, was Sie von Herzen wollen, dann können Sie es erreichen. Sie müssen es wollen, Sie müssen Wege suchen, Entscheidungen treffen und Sie werden sehen, dass es geht. Die Lösung muss nicht sofort ersichtlich, sie muss nicht sofort umsetzbar sein, aber es ist bereits der erste Schritt, einfach mal über Lösungen nachzudenken und danach zu suchen. Allein dieses Suchen hilft, einen anderen Blick auf Situationen und Dinge zu bekommen, die im ersten Augenblick ausweglos erscheinen.

Gehen Sie spielerisch an Sachen heran

Haben Sie mal Kindern beim Spielen zugeschaut? Spielende Kinder sind voll positiver Energie, völlig in ihre Gedanken vertieft und sorgen sich nicht um Probleme. Beim Spielen verliert man völlig den Sinn für die Zeit, die wie im Flug vergeht, wenn man mit Spaß an etwas arbeitet.

Je älter Menschen werden, desto weniger spielen sie, weil sie denken, das sei nur was für Kinder. Das ist sehr schade, denn selbst die eintönigste Arbeit kann mit kleinen Spielchen, Wettbewerben oder einer Veränderung der Sichtweise zu einer Herausforderung werden und Spaß machen. Man entzieht Erwachsenen sehr oft ihre Kreativität, da man „Spielen“ als kindisch und unproduktiv empfindet. Dadurch verlieren die Menschen ihre Fantasie und sind dann nicht mehr in der Lage, Dinge mit anderen Augen zu sehen, die auf den ersten Blick langweilig und uninteressant wirken.

Was möchte ich Ihnen hiermit sagen? Egal, ob Sie etwas nervt oder Sie etwas ungern machen: Es gibt immer eine andere Sicht der Dinge. Ein paar Beispiele:

- Haben Sie keine Lust auf Ihre Arbeit? – Es gibt bestimmt Menschen, die sich über Ihren Job freuen würden oder überhaupt dankbar wären, einen zu haben.
- Haben Sie keine Lust auf Bewegung? – Finden Sie jemanden, dem es genauso geht, und fordern Sie sich gegenseitig heraus.
- Haben Sie keine Lust auf Vitamine und Eiweißshakes? – Sie sind damit nicht allein, aber das Ergebnis macht einfach wahnsinnig viel Spaß. Es lohnt sich!

Ich würde mir wünschen, dass Sie beim nächsten Mal, wenn Sie einen Tag erleben, an dem Sie genervt, traurig oder demotiviert sind, Ihre Kreativität entdecken und versuchen, die Dinge auf spielerische Weise aus einer positiven Perspektive zu betrachten. Denn es gibt immer Lösungen und andere Sichtweisen, die guttun und helfen, eine Situation anders zu bewerten – Sie müssen nur danach suchen.

Dieses Kapitel dreht sich ausschließlich darum zu verstehen, dass wir mit mehr Zufriedenheit zu mehr Ruhe kommen. Mit mehr Ruhe erzielen wir wiederum eine positive Chemie in uns. Machen Sie sich bitte bewusst, dass ein seelisches und geistiges Gleichgewicht nur durch die richtigen Nährstoffe entstehen kann. Gleichzeitig können die besten Nährstoffe nur wirken, wenn der Körper die richtigen Signale sendet. In einer negativen, aggressiven Umgebung können und werden die besten Nährstoffe nicht die gewünschte Wirkung zeigen. Damit möchte ich Ihnen wieder die Komplexität der B-E-R-G-Formel demonstrieren, denn es reicht eben nicht, mal eben ein paar Vitamine zu nehmen und dann geht es einem automatisch besser. Gesundheit ist ein ganzheitliches Zusammenspiel, ein riesiges Puzzle, und wenn da ein Teil nicht an seinem Platz sitzt, dann können Sie mit noch so viel Gewalt und Druck auf das Teil draufhauen, es wird dennoch kein schönes Bild entstehen.

> Seelisches und geistiges Gleichgewicht kann nur durch die richtigen Nährstoffe entstehen.

Teilen Sie Freude

Eine Sache, die direkt positive Chemie erzeugt, ist Freude bereiten. Freude zu erzeugen und zu teilen ist einfacher als man denkt. Freundlich zu sein zum Beispiel tut nicht nur einem selbst gut, sondern auch den Mitmenschen. Ein Lächeln, ein nettes „Hallo", jemandem die Tür aufhalten, eine nett gemeinte Geste oder eine „Ich-denk-grad-an-dich"-Nachricht – all das sind (kostenlose) Möglichkeiten, die jeder von uns in die Welt bringen kann. Probieren Sie es einmal aus und überlegen Sie sich ein paar Kleinigkeiten, mit denen Sie jemandem etwas Gutes tun können. Dabei ist es ganz egal, ob Sie die Person kennen oder nicht – denn jeder freut sich über eine kleine, ehrliche Aufmerksamkeit. Also teilen Sie ganz bewusst Ihr Glück und Ihre Freude, dann verbreiten Sie positive Emotionen und erzeugen eine positive Chemie. Das ist unbezahlbar!

Das bedeutet natürlich nicht, dass Sie jetzt wahllos Nachrichten durch die Gegend senden und jeden gezwungen anlächeln sollen, der Ihnen über den Weg läuft. Aber wenn Sie bewusst Fröhlichkeit verbreiten, dann werden Sie sehen, welche positiven Reaktionen Sie dadurch erhalten. Nicht nur von den Menschen, denen Sie eine Freude bereiten, sondern auch von Ihrem Hormonsystem. Es ist wissenschaftlich erwiesen, dass es uns glücklich macht, anderen Glück zu bringen. Diese Chance sollten Sie nicht ungenutzt lassen, also probieren Sie es aus und lassen Sie sich von dem Ergebnis überraschen.

Anderen Glück zu bringen macht auch uns glücklich und zufrieden.

Seien Sie im Hier und Jetzt

Vor 30 oder 40 Jahren wäre dieses Thema vermutlich völlig daneben gewesen. Keiner hätte verstanden, was man damit aussagen möchte, da es überhaupt nicht denkbar war, dass man abgelenkt war, wenn man sich z. B. zum Kaffee traf. Eine der interessantesten und gleichzeitig erschreckendsten Entwicklungen der letzten zehn Jahre ist der Social-Media-Boom und die damit einherge-

Die Motivation, etwas zu erleben, wird immer mehr davon gesteuert, wie cool es wohl sein wird, darüber zu posten und wie viele Likes man ergattern kann.

hende Ignoranz. Wir nehmen kaum noch am „normalen" Leben ohne unser Handy teil. Treffen wir uns irgendwo mit Bekannten oder Freunden, haben wir immer unser Handy griffbereit und chatten, während wir mit anderen reden. Wir surfen in Social-Media-Portalen, erstellen Selfies, teilen anderen mit, mit wem und wo wir uns treffen, was wir essen und was wir trinken. Klettern wir auf einen Berg, muss sofort ein Selfie in die Welt geschickt werden, und liegen wir faul am Strand auf Mallorca, dann darf auch das der Öffentlichkeit auf keinen Fall vorenthalten werden.

Es ist nichts Verwerfliches daran, die Welt am eigenen Leben teilhaben zu lassen, wäre da nicht das Problem der Wahrnehmung. Wir nehmen das, was wir erleben, gar nicht mehr direkt wahr. Stimmungen, Emotionen und Gefühle, die eigentlich „erlebt" werden wollen, gehen im Selfie-Post-Wahn völlig unter. Wir denken „Das muss ich schnell fotografieren, damit ich mich in 20 Jahren noch daran erinnere", doch dadurch geht der eigentliche Effekt des Moments verloren. Erinnerungen sind gespeicherte Emotionen, die sich als chemische Reaktionen in unserem Gehirn verankern. Das Problem in der aktuellen Zeit ist, dass wir Momente nur noch ganz rudimentär erleben, so nebenbei. Wir geben den Augenblicken nicht mehr die Gelegenheit, etwas Besonderes zu sein. Besondere Augenblicke erzeugen besondere Emotionen und diese wiederum erzeugen eine „besondere Chemie" in uns – und zwar eine positive! Wir erinnern uns später an die Emotion, die wir in einem bestimmten Moment empfunden haben. Wenn wir aber gar nicht mehr im Augenblick sind, weil wir damit beschäftigt sind, wie wir am besten in die Kamera schauen, wie das Licht am besten fällt und wie wir den Post arrangieren, dann fehlt dem Gehirn ein wesentlicher Baustein für die Erinnerung und die damit verbundenen positiven Reaktionen.

Ich möchte dazu ein Beispiel bringen. Jeder über 40 müsste sich jetzt angesprochen fühlen und etwas ganz Besonderes damit verbinden: *Wetten, dass...?* – die Samstagabendshow im ZDF. Viermal im Jahr war es der Familienevent der Woche. Man erinnert sich nur sehr mühsam an einzelne Wetten, woran man sich aber definitiv erinnert ist die Emotion. Das wohlige Gefühl, im Beisein seiner Lieben einen gemütlichen Abend vor dem Fernseher zu verbringen und einfach die Welt zu vergessen. Genau dieses Gefühl wird zukünftigen Generationen fehlen, wenn wir es nicht schaffen, präsent zu sein. Leben Sie wieder bewusst und ohne den ständigen Blick aufs Smartphone. Nehmen Sie Ereignisse, Augenblicke und Ihr Gegenüber bewusst wahr. Schenken Sie Ihren Mitmenschen Ihre Zeit und Ihre volle Aufmerksamkeit. Zeit ist das Kostbarste, was wir besitzen. Verschenken Sie Ihre Zeit, dann tun Sie dies bewusst! Gehen Sie bewusst mit Ihrer Zeit um, denn wir haben zu wenig davon, um sie zu verschwenden. Wir brauchen Emotionen, wir brauchen positive Erlebnisse, aber wir müssen sie auch bewusst erleben, sonst erzeugen sie nicht die Wirkung, die wir beabsichtigen.

> Seien Sie präsent! Nicht nur für andere, sondern besonders für sich. Ihr Leben findet im Hier und Jetzt statt.

Selbstvertrauen – um seinen Weg in Ruhe gehen zu können

„Nichts geschieht über Nacht“ – damit sind wir direkt bei einem der wichtigsten Aspekte der B-E-R-G-Formel: Vertrauen. Warum haben wir so wenig Geduld mit uns, unserer Arbeit, unserer Figur und unserer Ernährung? Kürzlich hatte ich einen Termin mit einer 27-jährigen Frau, die nach Jahren wieder mit dem Training begonnen hat und erst seit drei Wochen eiweißorientiert isst. Als sie ihr Gewicht und ihren Körperfettanteil schwarz auf weiß sah, war sie direkt völlig demotiviert. Ihre Aussage: „Ich bin doch jetzt schon wieder fast einen Monat dran, ich verstehe nicht, warum die Werte immer noch so hoch sind!“ Falls Sie jetzt denken das sei ein Einzelfall, dann lassen Sie mich Ihnen versichern, dass genau das bei fast 99 Prozent meiner Klienten passiert. Man überschätzt das, was man tut, weil man einfach nicht weiß, was genau im Körper geschieht. Unwissenheit schafft Unsicherheit. Man malt sich im Kopf etwas aus, was aber überhaupt nicht der Medizin, der Natur oder der Biologie entspricht. Man hungert, man strengt sich an und erwartet Wunder. Da der Einsatz gefühlt sehr hoch ist, denkt man, dass der Output dementsprechend hoch sein muss. Unwissenheit ist der Grund für Unmengen an unnötigem Stress und vermeidbarer Enttäuschung. Aber wie soll man lernen zu vertrauen, wenn man nicht weiß, was auf einen zukommt? Machen wir dazu mal ein kleines Gedankenexperiment:

Situation 1: Wir stehen vor einem Wald und ich sage: „Gehen Sie mal da rein! Sie werden es schon schaffen, da wieder herauszukommen.“ In dieser Situation können Sie mir so viel vertrauen wie Sie wollen, es wird dennoch Stress in Ihnen auslösen, da Sie nicht wissen, was auf Sie zukommt.

Situation 2: Wir stehen vor demselben Wald und ich beschreibe Ihnen im Detail, was Sie alles erwarten wird und auf was Sie zu achten haben, wo Sie wie abbiegen müssen und auf welche Bäume Sie achten müssen, damit Sie in 15 Minuten wieder raus sind. Mit der richtigen Anleitung kann auch diese schwere Aufgabe leicht werden.

Das ist das Geheimnis! Ich gebe Ihnen sehr viel Wissen an die Hand, um Sie durch Ihren persönlichen Wald zu führen. Ich liefere Ihnen realistische Zeiteinheiten, damit Sie sich orientieren können. Mein Ziel ist es, Ihnen Sicherheit zu geben, Sie mit dem notwendigen Wissen auszustatten und Ihnen so genügend Selbstsicherheit zu geben. Sie werden lernen, sich selbst zu vertrauen, und das wird dazu führen, dass Sie weniger Stress empfinden. Unsicherheit entsteht immer nur, wenn man nicht weiß, was einen erwartet und wie man sicher an sein Ziel kommt. Verfügen Sie über das richtige Wissen, dann steht Ihnen nichts mehr im

Weg. Wissen schenkt Zuversicht, Motivation und Durchhaltevermögen. Denken Sie an den Wald! Das ist ein wirklich schönes Beispiel, da es ganz genau beschreibt, was Menschen im Diätendschungel erleben und fühlen. Die B-E-R-G-Formel wird Ihnen als Wegweiser dienen, damit Sie den Blick selbstsicher und hochmotiviert auf Ihr Ziel richten können.

Leben Sie bewusst, seien Sie für sich und für andere da und haben Sie Vertrauen in sich und Ihre Entscheidungen. Sie werden sehen, es wird sich vieles verändern.

Fassen wir noch einmal kurz zusammen: Es dreht sich alles darum, dass wir in uns eine positive Chemie erzeugen, um dem Körper die Möglichkeit zu geben, gesund zu werden und vor allem zu bleiben. Ohne positive Gedanken ist es nicht möglich, zur Ruhe zu kommen, Energie zu tanken und Leistung zu erbringen. Gesundheit ist ein Zusammenspiel vieler Faktoren, und einer der wichtigsten ist ein positives Mindset. Stimmt zudem unsere Nährstoffzufuhr und -versorgung, dann stehen die Chancen gut, dass der Körper die entsprechenden Glückshormone produziert und die Leistung erbringt, die wir von ihm erwarten. Es nutzen auch die schönsten Erlebnisse nichts, wenn die passenden Nährstoffe fehlen. Der Körper kann dann keine Glückshormone erzeugen und somit auch keine positiven Erinnerungen. Das Wissen, das Sie sich im Laufe dieses Buches angeeignet haben, wird Ihnen die Türen zu ganzheitlicher Gesundheit öffnen und Ihr Leben bereichern. Sie haben nun alle Werkzeuge in der Hand, die Sie benötigen, um sich bewusst zu ernähren und zu bewegen und Ihre innere Einstellung mit Ihren individuellen Zielen in Einklang zu bringen.

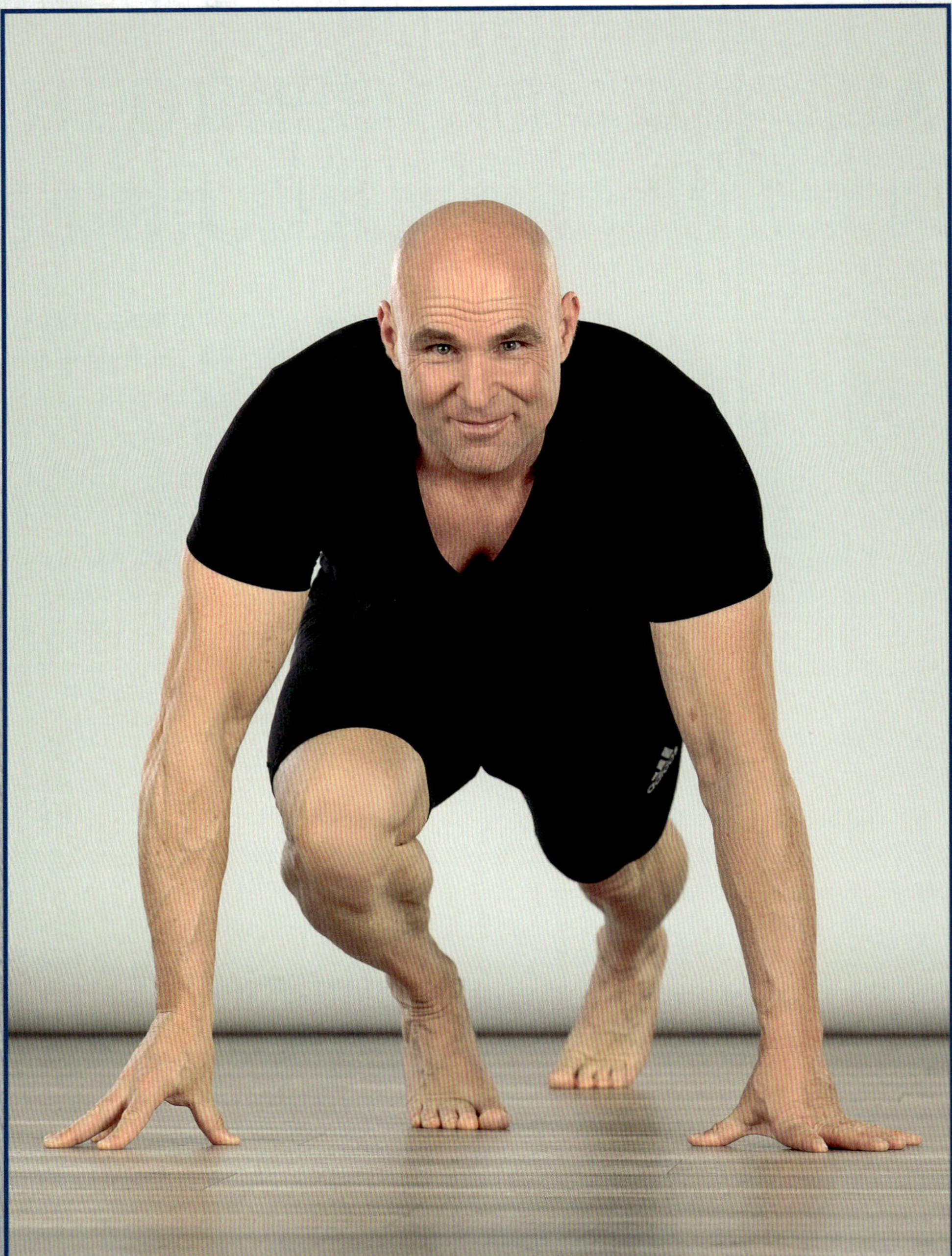

AUF DIE THEORIE FOLGT DIE PRAXIS

Genug geredet, jetzt wollen wir aktiv werden! Auf den folgenden Seiten finden Sie eine detaillierte Anleitung für das vierwöchige B-E-R-G-Programm. Sie lernen, eine Bestandsaufnahme zu machen, Ihr Ziel zu definieren sowie sich selbst und Ihr Umfeld auf die kommenden Veränderungen vorzubereiten. Außerdem erfahren Sie, wie genau die Detoxwochen ablaufen und wie Sie auf das Onlinecoaching zugreifen können, um gemeinsam mit mir zu trainieren.

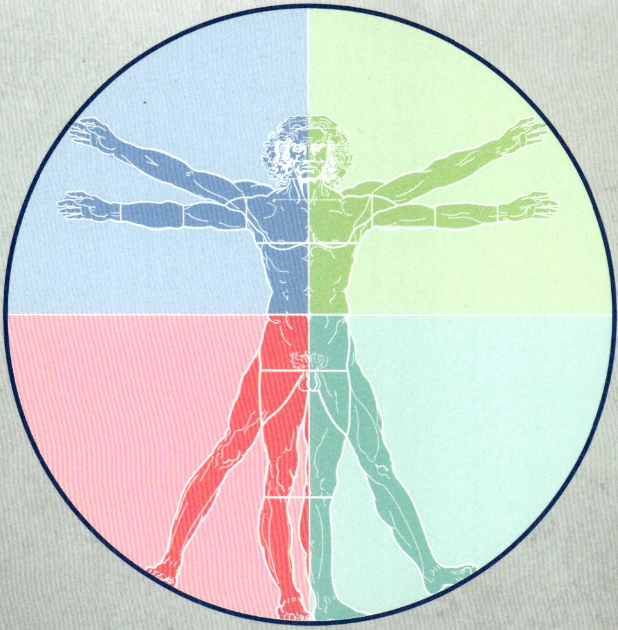

Wer sein Ziel kennt, kann seinen Weg finden

Allein mit der Tatsache, dass Sie sich auf die B-E-R-G-Formel einlassen, haben Sie schon richtig was geleistet, denn der erste Schritt ist der schwerste!

Wer sich auf die B-E-R-G-Formel einlässt und sich auf diese Reise begibt, der wird sein Leben nachhaltig verändern. Dieses Programm erweitert Ihren Horizont, es lässt Sie Ihre eigenen Grenzen überschreiten, es erzeugt Wohlbefinden, Entspannung und Gelassenheit und es bereitet Sie darauf vor, mit stressigen oder unbekannten Situationen anders umzugehen. Es zeigt Ihnen, worauf es im Leben tatsächlich ankommt, und zeigt neue Perspektiven auf, die Sie vorher nicht für möglich gehalten hätten.

Bestandsaufnahme – herausfinden, wo man steht

Nehmen Sie sich ein paar ungestörte Momente Zeit. Denn nur, wer sein Ziel kennt, wird seinen Weg finden. Ein Weg ist eine Strecke zwischen zwei Punkten, einem Startpunkt und einem Zielpunkt, und man kann keinen Weg definieren, wenn man nicht weiß, von wo man startet. Seien Sie deshalb ehrlich zu sich selbst und beantworten Sie die folgenden fünf Fragen:

1. Was kann ich wirklich leisten?
2. Wie viel Zeit kann ich realistisch aufbringen?
3. Wie viel Zeit möchte ich aufbringen?
4. Kann ich mir täglich eine feste Zeit einplanen?
5. Wie reagiert mein Umfeld darauf?

Es ist wie bei jeder Reise, die man antritt. Eine gewisse Menge an Aufgeregtheit und Nervosität stellt sich ein, wenn man den Entschluss gefasst hat. Vorbereitung ist alles, mental ebenso wie physisch. Außerdem ist eine Reise mit Reiseführer entspannter als eine Reise allein durch den Dschungel, ohne Karte. Deshalb bin ich bei Ihnen. Ich versuche, die Route und Vorgehensweise so detailliert wie möglich zu beschreiben, damit Sie sich zu jedem

Zeitpunkt gut und sicher fühlen. Wichtig ist zu wissen, dass Sie absolut nichts falsch machen können.

Was nicht minder wichtig ist, ist der Fakt, dass Sie jederzeit abbrechen können, wenn Sie keine Lust mehr haben oder es Ihnen einfach nicht guttut. Nichts ist ein Muss. Es dient alles nur dazu, dass es Ihnen gut geht. Sollte dem nicht so sein, dann können Sie das Ganze einfach beenden und akzeptieren, dass es nichts für Sie ist. Denn gescheitert ist nur der, der nicht versucht hat, etwas in seinem Leben zu ändern. Eine kleine Pause ist natürlich ebenso denkbar. Wichtig ist nur, dass Sie nicht aufgeben, bloß weil es ein wenig anstrengend wird. Geben Sie Ihr Bestes und schauen Sie, wo es Sie hinführt.

Zu Beginn Ihrer Reise mit der B-E-R-G-Formel müssen Sie sich zunächst bewusst machen, wo Sie stehen. Ehrlich zu sich selbst zu sein und seine eigene Situation realistisch und selbstkritisch einzuschätzen kann sehr schwer und schmerzhaft sein, wenn man feststellt, was einem eigentlich alles wehtut und fehlt. Dieses Gefühl sollte man direkt in Hoffnung und Mut umwandeln, denn ab sofort arbeiten Sie ganz gezielt an diesen „Missständen“ und beheben sie nach und nach – das allein verleiht bereits viel Energie und Motivation. Nehmen Sie sich daher bitte ein paar Minuten Zeit für folgende Fragen:

IHR ZUSTAND	NOTE 1	NOTE 2	NOTE 3	NOTE 4	NOTE 5
Wie ist Ihr Allgemeinzustand?					
Wie ist Ihr geistiger Zustand?					
Wie ist Ihr allgemeiner körperlicher Zustand?					
Wie ist Ihre Ausdauer?					
Wie ist Ihr Schlaf?					
Wie ist Ihre Stressresistenz?					

Sichbare Veränderungen festzuhalten ist sehr motivierend.

Als Nächstes wäre es von Vorteil, verschiedene Körperregionen zu messen und die Werte zu notieren. Sichtbare Veränderungen festzuhalten kann extrem motivierend sein, ist aber nicht unbedingt jedermanns Sache. Auch hier gilt deshalb: Es ist voll und ganz Ihnen überlassen, ob Sie das machen möchten oder nicht. Messen würde ich auf jeden Fall, wiegen hingegen ist nicht so mein Ding. Warum? Ganz einfach: Nehmen Sie ein Kilo Fett ab und in derselben Zeit ein Kilo Muskeln zu, dann zeigt die Waage keinen Unterschied an, Sie sehen aber dennoch ganz anders aus, da sich Ihr Körper um zwei Kilo verändert hat. Das demotiviert viele Menschen, da sie sich von den Werten auf der Waage extrem beeinflussen lassen. Deshalb wären Ausmessen und dazu eventuell ein Vorher-Nachher-Fotovergleich meine Empfehlung. Tragen Sie gerne hier Ihre Werte ein:

Körpermaße am: ____________________________

__________ rechter Arm (in cm)

__________ linker Arm (in cm)

__________ Brustumfang (in cm) (bitte Brustmitte messen)

__________ Hüfte (in cm) (an der breitesten Stelle messen)

__________ Taille (in cm) (Bauchnabel als Anhaltspunkt nehmen)

__________ rechtes Bein (in cm)

__________ linkes Bein (in cm) (Mitte des Oberschenkels messen)

__________ Gewicht (in kg) (bitte nur, wenn Sie möchten)

Dann bitte in vier Wochen wiederholen!

Körpermaße am: ____________________

__________ rechter Arm (in cm)

__________ linker Arm (in cm)

__________ Brustumfang (in cm) (bitte Brustmitte messen)

__________ Hüfte (in cm) (an der breitesten Stelle messen)

__________ Taille (in cm) (Bauchnabel als Anhaltspunkt nehmen)

__________ rechtes Bein (in cm)

__________ linkes Bein (in cm) (Mitte des Oberschenkels messen)

__________ Gewicht (in kg) (bitte nur, wenn Sie möchten)

Für die Langzeitmotivation ist es von entscheidender Bedeutung, dass Sie Ihre Erfolge sichtbar machen. Sie müssen sehen und spüren, dass sich etwas verändert und Sie müssen sich bewusst machen dass es ein Prozess ist, ein langer Weg, der ohne Zwischenziele nicht durchzuhalten ist. Deshalb kann ich Ihnen nur raten, die Werte in regelmäßigen Abständen zu erfassen und einzutragen, um Ihren persönlichen Erfolg zu dokumentieren und sich daran zu freuen.

Ziel definieren – wo möchten Sie hin?

Wir haben schon ein wenig über die Wichtigkeit von Zielen gesprochen. Wer keine Ziele hat, der irrt meist sinn- und orientierungslos durch den Alltag und läuft Gefahr, sich einer Depression auszusetzen. Aus diesem Grund ist es nicht nur für Ihr Wohlbefinden und Ihre Orientierung besser, klar definierte Ziele zu haben, sondern eben auch für Ihre Gesundheit. Deshalb auch hier wieder fünf kurze, zielgerichtete Fragen:

1. Wie lange haben Sie nichts mehr aktiv gemacht?
2. Wie stellen Sie sich Ihr Leben mit 60, 70 oder 80 vor?
3. Was würden Sie gern kurzfristig (in den nächsten sechs Monaten) erreichen?

4. Was würden Sie gern mittelfristig (in den nächsten drei bis fünf Jahren) erreichen?
5. Was würden Sie gern langfristig (in den nächsten zehn Jahren) erreichen?

Wie wir alle wissen ist Vorfreude die schönste Freude, deshalb freuen Sie sich auf Ihr neues Leben! Es wird toll!

Erlauben Sie es sich, zu träumen! Stellen Sie sich Ihr neues Leben so detailliert wie möglich vor. Versuchen Sie bei der Vorstellung zu spüren, welche Emotionen Sie durchfluten. Je intensiver Sie das machen, desto mehr werden Sie es wollen und desto mehr werden Sie daran arbeiten. Ein klar definiertes und „gefühltes" Ziel vor Augen zu haben motiviert ungemein. Manifestieren Sie diese Ziele außerdem in Ihrem Mentaltraining. Wie das geht, erfahren Sie im Kapitel „Positive Gedanken nutzen" ab Seite 121. Verankern Sie die Emotionen, die Sie sich von dem neuen Zustand erhoffen, und freuen Sie sich darauf.

Ganz konkret schlage ich Ihnen Folgendes vor: Schreiben Sie das auf, was Sie gerne an sich verändern und verbessern möchten. Machen Sie sich eine Wunschliste. Schauen Sie, wie realistisch Ihre Wünsche sind, und setzen Sie sich Zeitfenster für jedes einzelne Ziel. Überlegen Sie bitte vorher kurz, wie lange Sie schon Schmerzen oder Wehwehchen ignorieren und wie lange Sie schon denken, dass das eine oder andere Kilo dann doch mal wegmüsste. Einfach mal kurz sacken lassen und sich dann bewusst machen, dass es mindestens genauso lange dauern wird, bis das Problem behoben ist. Denn kaputt ging es von allein bzw. durchs Nichtstun, repariert oder verändert werden muss es durch aktives Handeln und Anstrengung. Das ist der große Unterschied. Das Gute daran ist, dass der Stolz und die bevorstehende Belohnung die Mühen allemal wert sind.

Hier ein paar Informationen zur ungefähren Veränderungsdauer, damit Sie eine grobe Orientierung bekommen und nicht direkt die Motivation verlieren:

- Reparatur und Aufbau von Muskeln: ca. 2 Monate
- Nachhaltige Veränderung der Haut und deren Struktur (z. B. Cellulite, Falten): ca. 3 Monate
- Stärkung und Reparatur von Gelenken, Bändern und Sehnen: ca. 6 bis 12 Monate
- Knochenaufbau, Reduzierung von Arthrose und Osteoporose: ca. 12 bis 18 Monate
- Stärkung des Herzens, Reparatur der Gefäße und positive Veränderung des Blutdrucks: ca. 3 Jahre
- Umstellung und Reaktivierung des Stoffwechsels: ca. 6 bis 12 Monate

Das sind Erfahrungswerte und sie beziehen sich darauf, dass man die B-E-R-G-Formel kontinuierlich anwendet. Nichts geschieht über Nacht, der Körper geht weder über Nacht kaputt noch kann er über Nacht heilen. Er kann aber heilen, dazu benötigt er nur die richtigen Bausteine in der richtigen Menge. Zudem sind Geduld und Vertrauen extrem wichtig für den Prozess. Wer beides besitzt wird schnell mehr Zufriedenheit erlangen und sehen, dass es oft schneller geht, als man denkt.

Was möchte ich verändern?	Wann kann ich damit rechnen, dass es passiert?

Die Rolle des Umfelds

„Wie viele Versuche eines Neuanfangs wurden schon gemacht?“ Diese Frage stelle ich allen, die zu mir in die Beratung kommen. Die Antworten klingen in der Regel ähnlich, denn kein Neuanfang, sofern er nicht ganzheitlich war, war von langer Dauer, geschweige denn von Erfolg gekrönt. Was bedeutet das? Das bedeutet, dass Ihr Umfeld vermutlich nicht nur einmal, sondern mehrfach Diäten und Neuanfänge mit Ihnen durchlebt hat und diese Situation somit schon kennt. Das führt bei Freunden und Familie oft zu der Annahme: „Och nee, nicht schon wieder vier Wochen schlechte Laune, und dann noch der Jo-Jo-Effekt! Das bringt doch eh alles nichts!“ Sollte Ihnen das bekannt vorkommen und sollten Sie Angst vor diesen Reaktionen und der mangelnden Unterstützung haben, dann sollten Sie diesmal etwas anders machen. Denn es wäre schön, wenn Ihr Umfeld Sie und Ihre Ziele unterstützt und Ihre Entscheidung mitträgt.

Idealerweise lassen Sie Ihr Umfeld dieses Buch lesen, das muss aber nicht unbedingt sein. Sie können auch einen Termin mit Verwandten und Bekannten vereinbaren und in aller Ruhe Ihre Ziele und Ihr Vorhaben mit ihnen besprechen. Dabei ist wichtig, dass es ein offizieller Termin ist und Sie von vornherein klarmachen, dass Sie etwas Wichtiges mitteilen wollen. Zudem sollten Sie betonen, dass die B-E-R-G-Formel ein neuartiges, ganzheitliches Konzept ist, bei dem es nicht vorrangig um die Figur geht, sondern um Gesundheit und Wohlbefinden. Dadurch wird erst gar kein Druck bezüglich Figur und Fitness aufgebaut.

Nehmen Sie Ihr Umfeld, Familie, Arbeitskollegen und Freunde zudem gedanklich mit auf die Reise und machen Sie klar, dass Sie mit ihrem Verständnis und ihrer Unterstützung schneller zum Ziel kommen, als wenn man Ihnen ständig Steine (in Form von hinderlichen Kommentaren und Fragen) in den Weg legt. Es entsteht mehr Kraft und Motivation, wenn man Unterstützung aus den eigenen Reihen erfährt. Es muss nur deutlich werden, dass es eine ganz neue Methode ist. Deshalb erklären Sie direkt am Anfang, was genau Sie vorhaben – danach müssen Sie sich im Idealfall nie wieder rechtfertigen, warum Sie viel Wasser trinken, warum Sie keinen Alkohol wollen oder warum Sie freiwillig zu Hause trainieren. Reden Sie darüber, dass Sie Ihr Leben positiv verändern wollen und dass Sie sich dafür Zeit geben möchten, denn nur so können die Menschen in Ihrem Umfeld Sie verstehen und Ihnen die Unterstützung geben, die Sie sich wünschen.

Die Route festlegen – und dann dranbleiben!

Das Navigationsmodell haben Sie bereits auf Seite 138 kennengelernt. Das Navi macht nichts anderes, als dass es Ihren Standort ermittelt und auf Ihre Zieleingabe wartet. Beides haben wir hier gerade gemacht. Der nächste Schritt ist dann, die Route festzulegen. Ich habe Sie weiter oben gefragt, wie viel Zeit Sie realistisch aufbringen können, und das ist wichtiger als Sie denken, denn der Einsatz, den Sie aufbringen, bestimmt die Geschwindigkeit, in der Sie Ihre Ziele erreichen. Möchte ich von Deutschland nach Rom und fahre nur jeden dritten Tag 50 Kilometer, werde ich definitiv irgendwann ankommen, aber vermutlich langsamer, als wenn ich jeden Tag 500 Kilometer fahren kann. Wenn Ihnen bewusst ist, dass Sie erst in ein paar Monaten in Rom ankommen und Sie die Reise genießen, dann ist das völlig okay. Das Problem ist nur, dass die meisten, die nur alle drei Tage 50 Kilometer fahren, dennoch erwarten, bereits morgen in Rom anzukommen. Deshalb muss man lernen, seine Ziele und den entsprechenden Weg dorthin realistisch einzuschätzen und in machbare Schritte einzuteilen.

Ich habe mir sehr viele Gedanken darüber gemacht, wie ich Ihnen diesen Ablauf verständlich näherbringen kann, damit Sie langfristig motiviert dabeibleiben und nicht enttäuscht werden. Wenn Sie anfangen, das zu lieben, was Sie tun, dann möchten Sie darauf nicht mehr verzichten. Aus diesem Grund meine ehrliche

> Versuchen Sie bitte, die ersten vier Wochen konstant mit mir durchzuziehen.

Empfehlung: Versuchen Sie bitte, die ersten vier Wochen konstant mit mir durchzuziehen, und dann schauen Sie weiter. Planen Sie feste Termine ein und lassen Sie sich von nichts und niemandem davon abbringen. Informieren Sie Ihr Umfeld, dass Sie täglich einen festen Termin haben und dass Sie während dieser Zeit bitte nicht gestört werden möchten. Kommunikation ist in diesem Fall alles. Sie werden sehen, es erzeugt Verständnis und Respekt, wenn Sie Ihre Wünsche klar kommunizieren, und am Ende motiviert es nicht nur Sie, sondern auch Ihr Umfeld.

> Man braucht nicht viel, um dauerhaft etwas für sich zu tun: Bereits 45 Minuten am Tag reichen aus – egal wann, egal wo … Das sollte machbar sein, oder was meinen Sie?

Also – legen Sie einfach mal los und starten Sie das Onlinetraining. Einfach mal machen, nicht zu viel darüber nachdenken! Die ersten zwei Minuten sind vielleicht etwas komisch, wenn Sie es das erste Mal machen, aber dann ist es so, als würde ich vor Ihnen stehen und das Ganze mit Ihnen gemeinsam in Ihrem Wohnzimmer machen (oder wo auch immer Sie trainieren).

Haben Sie Ihr Umfeld auf Ihre Veränderung vorbereitet? Haben Sie sich einen festen Termin gesetzt? Das B-E-R-G-Training können Sie jederzeit durchführen, wann und wo Sie wollen – aber ich bin auch live für Sie da! Jeden Wochentag um 19 Uhr und am Wochenende um 12 Uhr warte ich im Onlineportal auf Sie und freue mich, wenn Sie dabei sind.

30 Tage B-E-R-G-Formel

Wir starten mit zwei Wochen Detox

Manchmal tut ein Neuanfang einfach gut. Er hilft uns dabei, alte Muster zu vergessen, die uns dahin gebracht haben, wo wir gerade stehen. Wenn Sie sich momentan nicht wirklich wohlfühlen und Sie etwas ändern möchten, dann sind Sie hier genau richtig. Aber bitte zwingen Sie sich zu nichts, was Sie nicht möchten. Sie sollten bereit sein und auch Nerven und Zeit für einen Neustart haben. Die B-E-R-G-Formel funktioniert auch ohne das Detoxen, also starten Sie im Zweifel das Onlinecoaching ohne den vorherigen „Reset“. Starten Sie durch und wenden Sie das Wissen an, das Sie in diesem Buch und in meinen Seminaren und Trainings erworben haben.

Die Detoxwochen starten gleichzeitig mit der ersten Trainingswoche.

Wie Sie wissen, bin ich ein großer Fan von der Entgiftungsphase. Ich mache das zweimal im Jahr und freue mich auch immer darauf, denn es befreit den Kopf und den Körper von viel Negativem, das sich im Laufe der Zeit aufgestaut hat. Es ist ein herrliches Gefühl, wenn der Körper sich von Ballast befreit, der Darm sich einmal komplett reinigt, die Nieren gespült und die Leber entgiftet werden. Der Kopf wird frei, weil er sich keine Gedanken um Essen machen muss, und die Nährstoffe, die ich in dieser Zeit zuführe, kommen mehr oder weniger direkt dort an, wo sie hingehören, da die Aufnahme einfach besser funktioniert.

Es ist allerdings nicht das klassische Heilfasten. Das Detoxprogramm der B-E-R-G-Formel fokussiert sich auf das bewusste Weglassen von Zucker (Kohlenhydraten) und Fetten. So leicht wie es sich liest ist es aber in der Umsetzung nicht. Da ich Ihre Ausgangssituation nicht kenne, kann ich nicht beurteilen, wie Sie auf den Zuckerentzug reagieren. Das kann in den ersten Tagen sehr unlustig werden, und da ist es besser, wenn man nicht unbedingt auf der Arbeit ist. Ebenso würde ich Ihnen empfehlen, auf Kaffee und

Wer noch nie gefastet hat, sollte sich dafür am besten freinehmen.

Tee zu verzichten, und wenn Sie sich trauen auch die Zigaretten wegzulassen, falls Sie Raucher sind. Das alles kann ziemliche Entzugserscheinungen hervorrufen. Umso wichtiger ist es, dass Sie ein klar definiertes Ziel vor Augen haben und wissen, dass die Fastenzeit begrenzt ist und Sie sich damit nicht schaden können.

So verläuft der Detox

1. Das Zuhause befreien! Wir sorgen dafür, dass sämtliche Kohlenhydrate das Haus verlassen. Ob Sie es glauben oder nicht: Nach zwei Tagen Fastenkur nagt man aus lauter Verzweiflung an einer Scheibe Knäckebrot, die schon vier Jahre im Schrank lagert. Deshalb ist eine gute Vorbereitung auf diese Zeit das A und O. Also achten Sie darauf, dass Sie absolut keine Kohlenhydrate im Haus haben!
2. Wasservorräte anschaffen! Wir brauchen mindestens vier Liter Wasser pro Tag (60 bis 70 ml Wasser pro Kilogramm Körpergewicht) – je mehr, desto besser! Fünf bis sechs Liter pro Tag wären schon richtig gut. In jeden Liter Wasser füllen wir einen halben Teelöffel Blutdrucksalz, um den positiven Effekt zu verstärken. Ich persönlich würde ausschließlich Heilwasser trinken, da muss man dann kein Salz mehr hinzufügen!
3. Alle notwendigen Detoxnährstoffe besorgen! Die Einkaufsliste folgt gleich unten. Das ist der große Unterschied zum Heil- oder Leberfasten: viel Wasser *und* viele Nährstoffe. Wir wollen dem Körper nicht schaden, wir wollen ihn mit allem versorgen, was er braucht. Wir wollen seine Speicher auffüllen und ihm seinen Antrieb zurückgeben. Dafür braucht er Nährstoffe, insbesondere für die Selbstheilungsprozesse. Sie werden sehen: Wenn Sie Ihrem Körper alle Nährstoffe (bis auf die Kohlenhydrate) geben, dann reinigt er sich extrem schnell und Sie machen aus ihm den Hochofen, den Sie brauchen, um Höchstleistungen zu erbringen. Er wird zu neuem Leben erwachen und es dauert nicht lange, bis Sie neue Energie und neuen Antrieb spüren.

4. Mental auf eine harte Zeit einstellen! Es *kann* hart werden, muss es aber nicht. Wenn wir uns aber auf das Schlimmste einstellen, dann können wir nur positiv überrascht werden.

Ein kleiner Tipp, um die Zeit ein wenig angenehmer zu gestalten: Freunden Sie sich mit klarer Gemüsesuppe an, denn in die klare, warme Gemüsebrühe kann man problemlos Gelatine (Kollagen-Eiweißpulver) einrühren. Ich persönlich verzichte während der Detoxphase komplett auf feste Nahrung und versuche, meinen Körper mit Gemüsebrühe ohne Einlagen, dafür aber mit Kollagen, zu sättigen. Das Kollagen hilft dabei, Bindegewebsstrukturen wiederaufzubauen. Da der Darm eine einzige Bindegewebsstruktur ist und über unsere Lebensdauer sehr in Mitleidenschaft gezogen wird, kann er sich durch das Fasten und das zugeführte Kollagen sehr gut regenerieren. Die Gemüsebrühe dürfen Sie zudem gut salzen und reichlich würzen, auch gerne mit Chili und Ingwer.

5. Vollständiger Verzicht auf Milch und Milchprodukte! Milch, insbesondere das Milchprotein Casein, ist ein Klebeeiweiß, das die Darmwände verklebt. Machen wir dazu ein kleines Experiment: Nehmen Sie ein Glas, füllen es zur Hälfte mit Milch, lassen es kurz stehen und leeren es dann wieder. Das leere Glas zeigt nun einen weißen Film. Dies ist der „Klebstoff", der sich auch an den Darmwänden ablagert. Lassen Sie also während der Fastenzeit jegliche Milchprodukte weg, um die Resorption der Nährstoffe zu verbessern.

Achtung

Die Entgiftungswoche ist nicht für jeden geeignet! Jungen Menschen unter 16 Jahren würde ich es nicht empfehlen, ebenso wenig wie Menschen mit Herz- oder Niereninsuffizienz. Auch bei kürzlichen Herz- oder Schlaganfällen würde ich von der Entgiftungswoche abraten. Diabetiker sollten vorher mit ihrem Arzt oder Diabetologen sprechen.

Einkaufsliste und Einnahmeplan

Für Nicht-Vegetarier

Nach dem Aufstehen

- 5.000 mcg Vitamin B12 (nüchtern)
- 500 ml lauwarmes Wasser mit frischem Ingwer (optional), Saft von 1 Bio-Zitrone und ¼ TL Blutdrucksalz

Frühstück

- 1 Eiweißshake aus 600–700 ml Wasser, 50 g Whey-Isolate-Proteinpulver und 2 EL (ca. 20 g) Kollagen-Pulver
- + 2 Omega-3-Kapseln (alternativ: ein Schuss Lein-, Lachs- oder Kürbiskernöl)
- + 5 Tropfen Vitamin D3 (5.000 IE)
- + 1 Kapsel Magnesium (1.400 mg)

Mittagessen

- 1 Eiweißshake aus 600–700 ml Wasser, 50 g Whey-Isolate-Proteinpulver und 2 EL (ca. 20 g) Kollagen-Pulver
- + 2 Omega-3-Kapseln (alternativ: ein Schuss Lein-, Lachs- oder Kürbiskernöl)
- + 1 Kapsel Magnesium (1.400 mg)

Abendessen

- 1 Eiweißshake aus 600–700 ml Wasser, 50 g Whey-Isolate-Proteinpulver und 2 EL (ca. 20 g) Kollagen-Pulver
- + 2 Omega-3-Kapseln (alternativ: ein Schuss Lein-, Lachs- oder Kürbiskernöl)
- + 1 Kapsel Magnesium (1.400 mg)

Optionales Power-Package für die Gefäße

- 5 g Arginin (vor dem Training oder tagsüber in den Shake)
- 1 g OPC (je 300–400 mg auf die Shakes verteilen)
- 200 mcg Selen am Abend vor dem Schlafengehen

Für Vegetarier

Nach dem Aufstehen

- 5.000 mcg Vitamin B12 (nüchtern)
- 500 ml lauwarmes Wasser mit frischem Ingwer (optional), Saft von 1 Bio-Zitrone und ¼ TL Blutdrucksalz

Frühstück

- 1 Eiweißshake aus 600–700 ml Wasser und 50 g Bio-Erbsen-, Hanf- oder Reis-Protein
- + 2 Omega-3-Kapseln (alternativ: ein Schuss Lein- oder Kürbiskernöl bzw. 2 Algenkapseln)
- + 5 Tropfen Vitamin D3 (5.000 IE)
- + 1 Kapsel Magnesium (400 mg)

Mittagessen

- 1 Eiweißshake aus 600–700 ml Wasser und 50 g Bio-Erbsen-, Hanf- oder Reis-Protein
- + 2 Omega-3-Kapseln (alternativ: ein Schuss Lein- oder Kürbiskernöl bzw. 2 Algenkapseln)
- + 1 Kapsel Magnesium (400 mg)

Abendessen

- 1 Eiweißshake aus 600–700 ml Wasser und 50 g Bio-Erbsen-, Hanf- oder Reis-Protein
- + 2 Omega-3-Kapseln (alternativ: ein Schuss Lein- oder Kürbiskernöl bzw. 2 Algenkapseln)
- + 1 Kapsel Magnesium (400 mg)

Optionales Power-Package für die Gefäße

- 5 g Arginin (vor dem Training oder tagsüber in den Shake)
- 1 g OPC (je 300–400 mg auf die Shakes verteilen)
- 200 mcg Selen am Abend vor dem Schlafengehen

Mehr zum Thema:

Unter https://pur-life.de finden Sie meine persönlichen Empfehlungen zum Thema Eiweißshakes, Proteinpulver, Algenkapseln etc. Gerade am Anfang ist es oft schwierig, sich im Dschungel der Angebote zurechtzufinden, und da es hier um Ihren Körper, Ihre Gesundheit und Ihr Wohlbefinden geht, sollten Sie auf hohe Qualität und maximale Wirksamkeit achten. Schließlich wollen wir ja, dass die B-E-R-G-Formel bei Ihnen die bestmöglichen Ergebnisse erzielt, weshalb Sie sich unbedingt mit den verschiedenen Nährstoffen und Produkten auseinandersetzen sollten. Denn wie ich im Kapitel „Sicherheit und Motivation durch Wissen" ab Seite 134 bereits erklärt habe, können Sie ganzheitliche Gesundheit nur dann erlangen, wenn Sie wissen, was Sie da tun. Also nehmen Sie sich ein bisschen Zeit und schauen Sie sich meine Empfehlungen an – damit sind Sie in jedem Fall auf der sicheren Seite.

Blutanalyse lohnt sich

Sollten Sie Interesse an einer Blutanalyse haben, gehen Sie einfach zu Ihrem Arzt und sagen Sie ihm, welche Werte Sie interessieren. Anschließend können Sie die Werte in meine Blutanalyse-App eingeben – Sie finden sie unter https://pur-life.de/apps. Die sagt Ihnen dann, was Sie ändern können und worauf Sie achten sollten. Denken Sie bitte immer daran, dass der Körper Ihr Blut täglich erneuert und dass eine Blutanalyse immer nur den Tag repräsentiert, an dem das Blut abgenommen wurde. Fehlt Ihnen etwas, dann wissen Sie, dass die Speicher zu diesem Zeitpunkt leer waren. Nutzen Sie das Wissen, das Sie inzwischen haben, und machen Sie das Beste draus. Bei Fragen können Sie sich auch ruhig bei mir melden, dafür bin ich da.

Wer einen Überblick über die einzelnen Blutwerte haben möchte und an ihrer jeweiligen Bedeutung interessiert ist, der findet unter www.pur-life.de/artikel/blut Blutanalyse-Blätter mit Informationen darüber, welche Werte man untersuchen lassen kann und was geschieht, wenn ein Mangel vorliegt. Schauen Sie sich schlau – es lohnt sich!

Starten Sie Ihr persönliches Online-B-E-R-G-Training mit einer Detoxwoche. Ich begleite Sie Schritt für Schritt, nehme Sie an die Hand und gehe mit Ihnen durch diese Zeit. Sie werden sehen, es wird Ihnen guttun und Sie werden anschließend sehr stolz auf sich sein.

Der Wiedereinstieg: Wie fange ich richtig an?

Nach zwei Wochen ohne feste Nahrung ist die Freude groß, endlich wieder „normal" und ganzheitlich essen zu können. Was genau das bedeutet, können Sie im Kapitel zur Ernährung ab Seite 45 nachlesen. Stichwort: Nährstoffe in Balance, aber bitte mit Bedacht. Wir wollen den Detoxeffekt so lange wie möglich aufrechthalten und ausnutzen.

Wir sollten den Magen-Darm-Trakt langsam und mit Bedacht wieder an feste Nahrung gewöhnen.

Sie können sich schon mal vorab überlegen, was Sie nach der erfolgreichen Detoxphase am liebsten essen möchten. Aber bitte nicht gleich am ersten Tag. Dazu ein Tipp: Versuchen Sie, Zucker weiterhin zu meiden. Es ist so ein schönes Gefühl, dem Zucker abgeschworen zu haben. Dieses Gefühl sollten wir so lange ausnutzen wie möglich! Mit Zucker meine ich Schokolade, Weißmehl, Eis, Kuchen, Pizza, Pasta etc. Die Zuckersucht ist eine extreme Sucht und man kann sehr schnell „rückfällig" werden. Das bedeutet keinesfalls, dass Sie nie mehr Zucker essen dürfen! Es kommt immer darauf an, dass man ihn mit Genuss verzehrt und auch, wann man ihn isst. Er ist zum Beispiel weniger schädlich, wenn man ihn als Nachtisch isst, also nachdem man sich richtig satt gegessen hat. Auch direkt vor dem Training ist es in Ordnung, denn dann wird die Energie direkt wieder verbrannt. Achten Sie in jedem Fall darauf, bewusst zu essen und vor allem einzukaufen – das ist die halbe Miete bzw. der Grundstein für lang anhaltenden Erfolg!

Ich empfehle Ihnen, den Magen-Darm-Trakt zu Beginn mit leicht verdaulichen Nahrungsmitteln zu „füttern". Hier ein paar Beispiele für den ersten Tag:

Frühstück

- Ein warmes Porridge, angerührt mit Eiweißpulver und Mandelmilch, Reismilch oder einfach warmem Wasser. Eine Handvoll frische Beeren sind eine schöne Ergänzung. Man kann zudem einen Schuss Omega-3-Öl hinzugeben.
- Glutenfreie Haferflocken mit (warmer) Mandelmilch und Banane. Eiweißpulver nach Belieben und Geschmack.

Mittagessen

- Weich gekochtes Gemüse – und zwar alles, worauf man Lust hat, z. B. Karotten, Kartoffeln, Brokkoli, Fenchel oder Kohlrabi. Auch Tomaten, Paprika, Zucchini und Pilze sind eine gute Wahl. Dazu eine Tasse (oder auch zwei Tassen) mit Reis, Quinoa oder Couscous, ein Stück weich gegarten Fisch (oder Huhn oder Truthahn). Von Tofu oder Soja würde ich am ersten Tag abraten, da beides etwas schwerer verdaulich ist, ebenso sind Hülsenfrüchte zu meiden. Das Gemüse gerne mit etwas Omega-3-Öl anmachen.
- Deftige Gemüsesuppe, gerne mit Stückchen und Kollagen. Huhn oder Fisch (gut gegart) sind eine empfehlenswerte Ergänzung. Nach Belieben würzen.

Abendessen

- Ein warmes Pfannengemüse mit Huhn oder (gedünstetem) Fisch. Zudem alles an Gemüse reinschnippeln, was das Herz begehrt. Nach Belieben würzen.

Außerdem

- Bitte unbedingt die Trinkmenge beibehalten! Es ist wichtig, dass der Magen-Darm-Trakt weiterhin viel Flüssigkeit bekommt, gerade wenn wir wieder essen.
- Die Nahrungsergänzungsmittel bitte weiterhin einnehmen – oder sogar aufstocken, so wie in der Tabelle auf Seite 178 be-

schrieben. Das sind nur Vorschläge, die jederzeit angepasst werden können.

- Ein absolutes Muss ist die dauerhafte Zufuhr von Eiweiß und Kollagen. Leider ist es sehr schwer, die optimale Menge von 150 Gramm bei Frauen und 200 Gramm bei Männern allein in Form von Nahrung zu sich zu nehmen – das erfordert viel Arbeit und Disziplin. Aus diesem Grund würde ich immer zu einem Eiweißshake raten. Damit nimmt man sich den Druck, immer darauf achten zu müssen, wie viel Eiweiß man bereits zu sich genommen hat. Wer die Detoxwoche gemacht hat, ist Shakes zudem bereits gewohnt, und das kann man als großen Vorteil ansehen.
- Wenn Ihnen die Shakes schmecken und guttun, dann können Sie auch mal das Abendessen durch einen Shake ersetzen. Vielleicht haben Sie festgestellt, dass Sie mit wenig im Bauch besser schlafen als mit vollem Magen – wobei es da tatsächlich Unterschiede gibt und ich deshalb jedem empfehle, es mal für sich auszuprobieren. Einfach mal eine kleine Mahlzeit am Abend mit Kohlenhydraten und Eiweiß und schauen, wie man schläft, und dann zum Vergleich eine Mahlzeit mit wenig Kohlenhydraten und mehr Eiweiß. Nicht jeder Mensch ist gleich, deshalb ist Ausprobieren in Verbindung mit dem bewussten Wahrnehmen des Schlafs und der Regenerationszeit hier sehr zu empfehlen. Wenn Sie herausgefunden haben, was am besten für Sie funktioniert, dann behalten Sie die neue Routine eine Zeit lang bei und schauen, wie der Körper damit klarkommt. Man muss und sollte sich wohlfühlen mit dem, was man tut.

Trainieren Sie mit mir 45 Minuten pro Tag

Es stellt sich beim Thema Training immer die Frage, wie viel ist gesund und was und wann und wie? Da muss ich ein bisschen in die psychologische Trickkiste greifen. Wir reden hier ja nicht über ein Vier-Wochen-Abnehmkonzept, das man mit zugekniffenem Po durchzieht und danach wieder in alte Muster verfällt. Nein, wir reden bei der B-E-R-G-Formel von einer Lebenseinstellung. Einer Einstellung, die man erwirbt, um langfristig mehr Gesundheit in sein Leben zu bringen. Wir sollten deshalb versuchen, Gewohnheiten zu schaffen und neue Strukturen und Verhaltens- sowie Denkmuster zu implementieren. Das schaffen wir nur, wenn wir Rituale in unseren Alltag einbauen. Aus diesem Grund kann ich Ihnen nur empfehlen: Machen Sie mein Onlinetraining. Ich werde Sie jeden Tag aufs Neue begeistern, alles aus Ihnen herausholen und Sie dabei noch unterhalten, sodass die Zeit wie im Flug vergeht. Es wird Ihnen gar nicht auffallen, dass Sie sich mit mir bewegen. Es wird Ihnen allerdings auffallen, wenn Sie sich mal einen Tag nicht mit mir bewegen – denn dann wird Ihnen definitiv etwas fehlen.

Das Erschaffen neuer Verhaltens-, Denk- und Bewegungsmuster nimmt etwas Zeit in Anspruch. Der Geist braucht ca. 30 Tage, um etwas Neues als Gewohnheit aufzunehmen. Da kommen wir auch schon zu meiner nächsten Bitte an Sie: Ich möchte nicht nur, dass Sie versuchen, mit mir einen Trainingstag zu absolvieren, sondern dass Sie (mindestens) 30 Tage in sich und Ihre Gesundheit investieren: Jeden Tag ein Widerstandstraining, ein Ausdauertraining und eine kurze Mentaltrainingseinheit. Insgesamt sollten Sie sich täglich ganz bewusst 45 Minuten für sich und Ihr Training nehmen. Nach den 30 Tagen wissen Sie dann, ob das etwas für Sie ist. Es kann natürlich sein, dass wir beide gar nicht miteinander können, aber das finden Sie nur heraus, wenn Sie mal ein Training mit mir starten. Also: Geben Sie mir eine Chance und lassen Sie uns herausfinden, ob es mir gelingt, Sie von der B-E-R-G-Formel zu überzeugen.

Gibt es Einschränkungen?

Wenn Sie dieses Buch in den Händen halten, dann haben schon ein paar Tausend Menschen vor Ihnen die B-E-R-G-Formel erfolgreich angewandt. Ich wollte ein Gesundheitskonzept entwickeln, das für absolut jeden geeignet ist – ohne Einschränkung. Selbstverständlich gibt es immer Menschen, die wegen aktueller Ereignisse keine körperlichen Anstrengungen vollziehen dürfen (zum Beispiel nach einer Operation), aber jeder, der das Okay vom Arzt bekommt, kann dieses Programm durchführen. Was benötigen Sie dafür? Nichts! Das war für mich eine der Hauptvoraussetzungen. Mein Wunsch und Ziel war ein Programm, bei dem jeder ohne Vorkenntnisse und ohne teures Material sofort zu Hause mitmachen kann. Fühlen Sie sich wohl und sind in der Lage, einen Spaziergang an der frischen Luft zu machen, dann schaffen Sie auch dieses Programm. Ich könnte jetzt eine detaillierte Auflistung machen, für wen genau die B-E-R-G-Formel geeignet ist, aber es ist vermutlich schneller, wenn ich sage: für jeden!

Machen Sie beim Training nur das, was geht und nur das, was Sie sich zutrauen, dann kann nichts schiefgehen. Das ist die oberste Maxime dieses Konzepts. Es ist deshalb für jeden geeignet, weil jeder selbst bestimmen kann, welche Übung er mit welcher Intensität durchführt. Das Ziel der B-E-R-G-Formel liegt darin, Sie so firm in Sachen Körper, Bewegung und Gesundheit zu machen, dass Sie selbst Ihr bester Trainer werden.

> Sie werden lernen, mehr und intensiver auf Ihren Körper zu hören, auf Ihre Intuition zu vertrauen und Selbstvertrauen aufzubauen. Sie werden von Tag zu Tag selbstbewusster und fitter werden.

Ich führe Sie langsam und Schritt für Schritt an mehr Bewegung heran und steigere Ihre körperliche Leistung dadurch täglich. Progression ist das Zauberwort und das ist es, was der Körper braucht: Entwicklung, Fortschritt, ansteigende Leistung. Warum? Der Körper lernt sehr schnell und muss und möchte deshalb immer wieder neu gefordert werden. Die Betonung liegt hier auf gefordert, nicht überfordert – das ist ein markanter und wichtiger Unterschied! Die Herausforderung ist es, genau das unterscheiden zu lernen. Dafür braucht es Wissen, Erfahrung und vor allem

Zeit. Deshalb erwarten Sie bitte keine Wunder und auch keine Gewichtssprünge. Es wird einige Zeit dauern, bis der Körper die neuen Belastungen annimmt und darauf entsprechend reagiert, aber ich kann Ihnen jetzt schon sagen, dass es sich definitiv lohnen wird.

Auswirkungen auf Körper, Geist und Seele

Gelingt es mir, Ihnen das Wissen über die Funktionsweise Ihres Körpers zu vermitteln, dann gehen Sie ganz anders an das Thema Bewegung und Ernährung heran. Die Motivation ist eine andere und Sie werden viel bewusster aktiv. Sie werden bewusster essen und leben und mehr Zufriedenheit empfinden. Das alles geschieht durch einen automatischen Prozess, den wir bisher nur gestreift haben. Unser System funktioniert auf zwei Ebenen: Wir tun etwas bewusst und unbewusst, beides beeinflusst sich gegenseitig. Schaffen wir es, Verhaltens- und Denkmuster zu verändern, dann greifen wir aktiv in unseren Hormonstatus ein. Durch Atmung, Bewegung sowie Ernährung wird das Stresshormon Cortisol reduziert und es werden positive Hormone produziert, die wiederum Wachstum, Freude und Energie erzeugen. So befeuert sich das System Körper permanent selbst – es entsteht ein Energiekreislauf.

Wenn ich die B-E-R-G-Formel kurz zusammenfassen sollte, dann würde ich es so tun: Bewegung ist dafür da, Nährstoffe und Sauerstoff in all unsere Zellen zu bringen, um damit die Zellgesundheit zu fördern. Hinzu kommt, dass durch Bewegung das Herz-Kreislauf- und Gefäßsystem aktiviert und stabilisiert wird. Außerdem werden überflüssige Zucker und Fette verstoffwechselt und können sich somit nicht in Gefäßen ablagern. Bewegung befreit den Körper von negativen Stresshormonen und sorgt dafür, dass stattdessen Glückshormone produziert werden, die für einen Entspannungszustand und eine Balance des vegetativen Nervensystems sorgen. Gepaart mit optimaler Nährstoffversorgung gelingt es uns, die Zellen mit allem zu versorgen, was sie brauchen, und dabei auch noch ausreichend Energie für das Gehirn und unsere Leistung mitzuliefern. Zusätzlich versorgen wir unseren Körper mit ausreichend Bausteinen für Reparatur- und Selbstheilungsprozesse. Durch Entspannungstechniken sorgen wir für Impulse, die Stress reduzieren, den Blutdruck senken und den Stoffwechsel optimieren sowie einen massiven Einfluss auf unseren Schlaf haben und somit unser Hormonsystem und den Regenerationsstatus in uns steuern.

Jetzt geht es los mit dem Training, und das funktioniert digital

Spätestens jetzt ist der Augenblick gekommen, sich mit dem kostenlosen Onlinecoaching vertraut zu machen. Über www.B-E-R-G-formel.de gelangen Sie zu der entsprechenden Plattform. Einfach mit einer gültigen E-Mail-Adresse anmelden. Sie werden dann durch den Registrierungsprozess geführt und können im Anschluss direkt loslegen, wenn Sie wollen. Wählen Sie unter „Training" die Woche 1 und starten Sie durch.

Sie können nach dem Detoxen zudem einen Ernährungsplan wählen, der Ihnen dabei hilft, täglich etwas Leckeres zu essen zu finden. Im Bereich „Ernährung" finden Sie weit über 1.000 Rezepte für jeden Geschmack und jede Ausrichtung. Schauen Sie sich um und kochen Sie das, worauf Sie Lust haben. Ich helfe Ihnen dabei!

Das Onlineportal bietet so viel Input, dass es auf den ersten Blick vielleicht etwas überfordernd wirkt. Nehmen Sie sich daher einen Moment Zeit, um sich zurechtzufinden – schauen Sie sich zum Beispiel eines der Seminare im Bereich „Geist" an. Wir haben weit über 100 Videos und Talkshows zu vielen interessanten Themen der Gesundheit, der Ernährung, des Immunsystems, des Abnehmens, des Trainings und der Regeneration. Sie finden bei uns (fast) alles, zumindest alles Relevante zu den besagten Themen.

▶▶

Auch über die B-E-R-G-App können Sie problemlos am Training teilnehmen – die Übungen sind die gleichen wie auf der Onlineplattform, es kommt in diesem Fall also ganz auf Ihre persönlichen Präferenzen an, für welche Variante Sie sich entscheiden. Es kann allerdings in keinem Fall schaden, sich die App herunterzuladen, falls Sie während der vier Wochen mal unterwegs sind und Ihr Training irgendwo absolvieren müssen, wo Sie keinen Zugriff auf einen Computer oder Laptop haben. Zudem haben Sie durch die mobile Version die Möglichkeit, jederzeit und überall uneingeschränkt auf die Videos zugreifen zu können – ein wunderbarer Vorteil des technologischen Zeitalters!

Vier Wochen B-E-R-G-Training in der Übersicht

Das Training ist an die Detoxwochen angepasst. Das bedeutet, ich fordere Sie, werde Sie aber definitiv nicht überfordern.

Das Programm fängt leicht an und wird von Woche zu Woche intensiver. Das Besondere ist, dass es dabei keinerlei Zwang gibt. Alles, was wir machen, soll Spaß und Freude bringen. Okay, vielleicht auch ein kleines bisschen Schmerzen, aber das gehört schließlich dazu – wir wissen ja inzwischen, warum. Die Intensität der Übungen muss so hoch sein, dass wir ein Brennen spüren, damit Interleukine und Milchsäure produziert werden können, die wir für unser Immunsystem brauchen. Wichtig ist, dass Sie darauf achten, wie weit Sie gehen können, und sich dann nach und nach steigern. Wenn also mal eine Übung nicht klappt, einfach die vorherige Übung wiederholen und weitermachen! Nicht ärgern, wenn etwas noch nicht funktioniert, das kommt mit der Zeit.

Unser erklärtes Ziel ist es, mit der Bewegung so viele positive Hormone wie möglich zu erzeugen und gleichzeitig den Muskeln zu signalisieren, dass sie bestehen bleiben sollen, weil wir sie noch brauchen. Sie werden sehen, dass die körperliche Anpassung und die Steigerung der Leistungsfähigkeit schneller kommen werden, als Sie denken. Viele werden überrascht sein, wie fit man bereits nach vier Wochen sein kann. Es geht mir nicht darum, dass Sie in vier Wochen eine bestimmte Anzahl Liegestütze schaffen. Es geht mir darum, dass wir nach 30 Tagen gemeinsam ein neues Verhaltensmuster einprogrammiert haben und erkennen, dass Bewegung dauerhaft ins Leben gehört. Spüren Sie bewusst, wie sich Ihr Körper verändert und wie gut Ihnen die Bewegung tut. Ich sage in den Trainingsvideos immer genau, worauf es ankommt und was man spüren sollte. Sie müssen sich also über nichts Gedanken machen, sondern können sich voll und ganz auf mich verlassen. In der Regel weiß ich, wovon ich spreche.

Das Bewegungsprogramm ist für Männer und Frauen und für jedes Alter geeignet. Es ist dabei sogar egal, ob Sie körperlich eingeschränkt sind oder nicht. Ich mache Übungen, die auch mit künstlicher Hüfte oder künstlichem Knie sowie problematischer Wirbelsäule durchzuführen sind.

Das Thema Regeneration habe ich in drei verschiedene Kernbereiche aufgeteilt:

- Selbstwahrnehmung und Realisation,
- Atmung und
- Mentaltraining.

Sie müssen nicht stundenlang praktizieren, um Ihr Ziel zu erreichen. Es reicht, die Kernaussage zu verstehen und den Sinn zu begreifen, dann können Sie jederzeit und an jedem Ort Ihre Regeneration fördern und trainieren. Im Onlinecoaching zeige ich Ihnen jeweils Fünf-Minuten-Techniken, die täglich angewendet werden können. Welche positiven Effekte diese Methoden haben, erkläre ich im Kapitel zur Regeneration ab Seite 103.

Der Ablauf der vier Wochen mag auf den ersten Blick ähnlich aussehen, aber glauben Sie mir: Sie werden den Unterschied schnell spüren, da wir den Schwierigkeitsgrad der Übungen von Mal zu Mal ein wenig steigern.

Vier Wochen B-E-R-G-Training

Woche 1+2

1. Detox

2. Täglich 15 Minuten Muskeltraining

Tag 1: Brust

Tag 2: Beine (vorderer Oberschenkel und Kniestärkung)

Tag 3: Rücken und Bizeps

Tag 4: Po und hinterer Oberschenkel

Tag 5: Schultern und Trizeps

Tag 6: Bauch

Tag 7: Entspannung/Stretch

3. Täglich 15 Minuten Herz-Kreislauf-Training

4. Täglich 5 Minuten Selbstwahrnehmung

5. Täglich 5 Minuten Atemübungen

6. Täglich 5 Minuten Mentaltraining

Woche 3+4

1. Täglich 15 Minuten Muskeltraining

Tag 1: Brust

Tag 2: Beine (vorderer Oberschenkel und Kniestärkung)

Tag 3: Rücken und Bizeps

Tag 4: Po und hinterer Oberschenkel

Tag 5: Schultern und Trizeps

Tag 6: Bauch

Tag 7: Entspannung/Stretch

2. Täglich 15 Minuten Herz-Kreislauf-Training

3. Täglich 5 Minuten Selbstwahrnehmung

4. Täglich 5 Minuten Atemübungen

5. Täglich 5 Minuten Mentaltraining

Wenn Sie die vier Wochen B-E-R-G geschafft haben, dann ist es mir gelungen, Sie neugierig zu machen. Gemeinsam haben wir den Spagat zwischen hochkomplexer Wissenschaft, die im Detail mehr als erschlägt, und einer einfachen Darstellung, die auch für Laien verständlich und nachvollziehbar ist, geschafft. Auch wenn Sie vielleicht noch gar nicht mit dem Detox oder den Trainingswochen begonnen haben, können Sie stolz auf sich sein. Denn allein dieses Buch zu lesen und sich mit Ihrem Körper und dessen Funktionen zu beschäftigen ist der erste wichtige Schritt in die richtige Richtung. Es bedeutet, dass Ihnen etwas an Ihrer Gesundheit liegt und Sie bereit sind, in sich selbst zu investieren.

Was mir während des Schreibens noch einmal mehr bewusst wurde ist die Tatsache, dass man Gesundheit nicht geschenkt bekommt. Man muss sie sich hart erarbeiten und selbst das ist kein Garant dafür, dass man mit ihr belohnt wird. Es liegt bereits so viel in den Genen von Mutter und Vater und den Bedingungen, in denen wir aufwachsen und die uns prägen. Es wird wohl noch ein paar Generationen bedürfen, bis wir darüber reden, dass wir einen „Ausschalter“ für das Leben brauchen, weil es einfach langweilig und zu lang wird. Solange Sie und ich aber noch nicht müde sind und wir nach wie vor Freude am Leben und Erleben haben, lassen Sie uns gemeinsam den B-E-R-G besteigen und dort verweilen, wo wir uns wohlfühlen.

Denken Sie immer daran: Nichts muss, alles kann.

Es ist ein Privileg, dass wir über solche Themen reden, schreiben, nachdenken und daran arbeiten dürfen. Machen Sie sich das bitte bewusst. Ich bin jeden Tag aufs Neue von unbeschreiblicher Dankbarkeit erfüllt, dass ich das machen kann, was ich liebe und das ist Menschen zu helfen, ihnen Spaß, Freude und Wissen zu vermitteln und ihre Dankbarkeit zu erfahren. Ich danke Ihnen für Ihre Zeit, Ihre Geduld, Ihr Vertrauen, Ihre Rückmeldungen und Ihren Einsatz im Zeichen Ihrer Gesundheit. Ich freue mich darauf, Sie auf Ihrer B-E-R-G-Tour begleiten zu dürfen und bleibe so lange an Ihrer Seite, wie Sie möchten.

Übersicht: Einnahmeempfehlung für die wichtigsten Mikronährstoffe

Diese Liste soll Ihnen dabei helfen, die lebensnotwendigen Nährstoffe in der richtigen Menge und zur richtigen Zeit zu sich zu nehmen, um Defizite auszugleichen und den Zellen das zu geben, was sie brauchen. Sehen Sie es als eine Art Leitfaden an, der Ihnen Orientierung gibt und Sie dabei unterstützt, ein Gefühl für Verbrauch und Zufuhr von Nährstoffen zu bekommen. Viel Spaß beim Speicherauffüllen und Energietanken!

NÄHRSTOFF	WICHTIG FÜR	RISIKOERHÖHUNG DURCH MANGEL	MEINE EINNAHME-EMPFEHLUNG	D-A-CH-EMPFEHLUNGEN
Vitamine				
Vitamin A (Retinol)	Wachstumsprozesse von Zellen, Sehvorgang, Aufrechterhaltung der Haut und Schleimhaut, Infektabwehr	Nachtblindheit, Hornhauttrübung, Erblindung, Infektanfälligkeit, Anämie, Störung der Zahnentwicklung und des Knochenwachstums	1–3 mg	0,8–1 mg
Beta-Carotin (Provitamin A)	siehe Vitamin A	siehe Vitamin A	bis 30 mg	6 mg (Raucher <6 mg)
Vitamin C (Ascorbinsäure)	Zellschutz, Schutz vor freien Radikalen, Bindegewebe, Immunabwehr, Schutz vor Krebs und vor Herz-Kreislauf-Erkrankungen, Aufbau von Kollagen und von Bindegewebe, Strukturaufbau	Skorbut, Wundheilungsstörungen, Immundefekt, Zahnfleischbluten	2000–6000 mg	95–110 mg
Vitamin B1 (Thiamin)	Stoffwechsel, Nervenstoffwechsel, Gehirn und periphere Nerven	Herz-Kreislauf-Störungen, Fußbrennen, Muskelschmerzen und -krämpfe, Müdigkeit, Depression, Konzentrationsstörungen, Polyneuropathie, Beriberi, Wernicke-Enzephalopathie, Korsakow-Syndrom	10–50 mg (Therapie 100 mg)	1–1,3 mg

NÄHRSTOFF	WICHTIG FÜR	RISIKOERHÖHUNG DURCH MANGEL	MEINE EINNAHME-EMPFEHLUNG	D-A-CH-EMPFEHLUNGEN
Vitamin B2 (Riboflavin)	Energiestoffwechsel, Nerven, FAD-Coenzym von Oxidoreduktasen, Homocysteinsenkung, Antipellagrafaktor	Mundwinkelrhagaden, Zungenveränderungen, brennende Augen, Anämie, Dermatitis, Katarakt, Hyperkeratose und Hyperplasie der Haut, Glossitis, Cheilitis, seborrhoische Dermatitis	100–250 mg	1–1,4 mg
Vitamin B3 (Niacin)	Energiestoffwechsel, Nerven, Umwandlung von Tryptophan zu Serotonin	Durchfall, Demenz, Dermatitis, Pellagra	100–250 mg	11–16 mg
Vitamin B5 (Pantothensäure)	Energiestoffwechsel, Hormonsynthese, Wundheilung	Müdigkeit, Schmerz, Taubheitsgefühl, Burning-Feet-Syndrom, Depression, Leberverfettung, Muskelkrämpfe	10–100 mg	6 mg
Vitamin B6 (Pyridoxin)	Aminosäurestoffwechsel, Energiestoffwechsel, Homocysteinstoffwechsel, Arteriosklerose-Prophylaxe, Aufbau von Serotonin und Dopamin, wirksam gegen Carpaltunnelsyndrom (150 mg/Tag über zwölf Wochen) und PMS	Nervöse Störungen, Reizbarkeit, Depression, Sensibilitätsstörungen, periphere Nervenentzündung (Neuritis), Anämie, Nierensteine, Dermatitis	10–200 mg	1,2–1,6 mg
Vitamin B7 (Biotin)	gesunde Haut, Haare, Nägel	Haarausfall, Dermatitis, neuromuskuläre Störungen, Depression, Schläfrigkeit, Muskelschmerzen, psychische Störungen, Magen-Darm-Störungen	10–40 mg	30–60 µg
Vitamin B9 (Folsäure)	Blutbildung, Homocysteinabbau, DNA-Bildung	Anämie, Neuralrohrdefekte beim Neugeborenen, erhöhtes Schlaganfallrisiko	800 µg	300–450 µg (Schwangere)
Vitamin B12 (Cobalamin)	Energiestoffwechsel, Blutbildung, Energie, Wachheit, Aufmerksamkeit, Senkung des Homocystein	Anämie, Nervenerkrankungen, Müdigkeit	1000 µg	3 µg

▶▶

NÄHRSTOFF	WICHTIG FÜR	RISIKOERHÖHUNG DURCH MANGEL	MEINE EINNAHME-EMPFEHLUNG	D-A-CH-EMPFEHLUNGEN
Vitamin D (Calciferol)	Kalziumresorption, Knochenaufbau, Stärkung des Immunsystems	Osteoporose, koronare Herzkrankheit, Diabetes, Schuppenflechte, Multiple Sklerose, Krebserkrankungen	125–250 µg	20 µg
Vitamin E (Tocopherol)	antioxidativ, antientzündlich, antirheumatisch, niedrigere IgE-Konzentrationen = antiallergisch, Anti-Aging, Immunsystem (aktiviert NK-Zellen)	Krebsrisiko, Arteriosklerose, Diabetes mellitus, Katarakt, AMD (altersabhängige Makuladegeneration), Muskelschwäche, neurologische Erkrankungen, periphere Neuropathien	100–200 mg	11–15 mg
Vitamin K1	Gefäßschutz, Osteoporose-Prophylaxe, Arthrose-Prophylaxe	erhöhte Blutungen, verminderter Knochenaufbau, Osteoporose	100 µg	60–80 µg
Vitamin K2	siehe Vitamin K1	siehe Vitamin K1	100–200 µg	60–80 µg
Coenzym Q10	Atmungskette, Muskelenergiestoffwechsel, Herzkraft, Zellschutz	Muskelschmerzen, Herzschwäche, Mangel durch Statine	50–200 mg	Keine Empfehlung
Mineralstoffe				
Magnesium	Enzymaktivierung, Membranstabilisierung	Herzrhythmusstörungen, erhöhte Stressempfindlichkeit, Schlafstörungen, Muskelkrämpfe, Kopfschmerzen	bis zu 1000 mg	300–400 mg
Kalzium	Knochenaufbau, Herz, Nerven, Muskeln, Blutgerinnung, wichtiges Elektrolyt und für fast alle Zellvorgänge und elektrische Erregung essenziell	Muskelkrämpfe, Muskelschwäche, gestörte Nervenleitung, Herzrhythmusstörungen, Kribbeln/Taubheit	1000–2000 mg	1000–1200
Natrium	Zellfunktion, Membranpotenzial, Aktionspotenzial, osmotischer Druck, Wasserhaushalt	Übelkeit, Erbrechen, Exsikkose (Austrocknung), Muskelschwäche, Teilnahmslosigkeit, Bewusstseinstrübung, Hirnödem, Koma	2000–4000 mg + 1000 mg pro Stunde Sport	1500 mg
Kalium	Nerven-, Muskel- und Herzfunktion, Blutdruck	Muskelschwäche, Reflexabschwächung, Lähmung der glatten Muskulatur, Verstopfung, Herzrhythmusstörungen	4000 mg	4000 mg

NÄHRSTOFF	WICHTIG FÜR	RISIKOERHÖHUNG DURCH MANGEL	MEINE EINNAHME-EMPFEHLUNG	D-A-CH-EMPFEH-LUNGEN
Phosphor	zusammen mit Calcium Knochenaufbau, Blutzellfunktion	Azidose (Übersäuerung), Knochenerweichung, periphere Neuropathie, Störung des zentralen Nervensystems	700–1250 mg	700–1250 mg
Spurenelemente				
Zink	Immunsystem, Proteinsynthese, Enzymwirkungen, Wundheilung, Stoffwechsel	Minderwuchs, Störung des Geschmacks- und Geruchssinnes, gestörte Wundheilung, Haarausfall, Hautveränderungen, psychische Störungen, verminderte Infektabwehr	50–100 mg	7–10 mg
Bor	antientzündliche Wirkung (Hemmung der COX2), Knochenaufbau	Arthrose	3 mg	Keine Empfehlung
Chrom	Wichtiger Faktor im Zell- und Energiestoffwechsel, gestörte Blutzuckerregulation, Fettverbrennung, positive Wirkung auf Blutzucker bei Diabetes mellitus	Blutzucker, Fettleibigkeit, Probleme beim Abnehmen	200 µg	30–100 µg
Selen	antioxidativ, Krebsprophylaxe, Herz-Kreislauf-Prophylaxe, Schilddrüsenfunktionsstörungen	Erhöhtes Krebsrisiko bei Mangel, Kreislaufstörungen	100–200 µg	60–70 µg
Eisen	Hämoglobinsynthese, Blutbildung, Haut-, Haar- und Schleimhautwachstum	Störung der körperlichen und geistigen Leistungsfähigkeit (z. T. irreversibel), Mundwinkelrhagaden, Hautatrophie, gestörtes Haar- und Nagelwachstum	20–100 mg (außer bei Hämatochromatose)	10–15 mg
Jod	Schilddrüsenhormonsynthese, Stoffwechselfunktion, Grundumsatz, Wachstum, Entwicklung	Fetus: Kretinismus; Neugeborene: Taubheit, Entwicklungsverzögerung; Erwachsene: Struma, Schilddrüsenunterfunktion, eingeschränkte geistige Leistungsfähigkeit	200 µg	150–200 µg

▶▶

NÄHRSTOFF	WICHTIG FÜR	RISIKOERHÖHUNG DURCH MANGEL	MEINE EINNAHME-EMPFEHLUNG	D-A-CH-EMPFEHLUNGEN
L-Carnitin	Fetttransport in die Mitochondrien, verbesserte Fettverbrennung und Ausdauerleistung, verbesserte Herzleistung	Muskelschwäche, gestörte Fettverbrennung, Fettstoffwechselstörung, Muskelkrämpfe, erhöhtes Lipoprotein A	1000–2000 mg	Keine Empfehlung
Silizium	Knochenstoffwechsel	brüchige Nägel, Haarausfall	75–100 mg	Keine Empfehlung
Kupfer	Energiestoffwechsel, Dopaminbildung, Blutbildung	Schwäche, Anämie, Leistungsminderung	1–3 mg	1–1,5 mg
Mangan	Stoffwechselprozesse	gesteigertes Infektionsrisiko, schlechtere Wundheilung, Diabetes	2–5 mg	2–5 mg
Molybdän	Stoffwechselprozesse	Stoffwechselstörungen, Funktionsstörungen der Nerven und des Gehirns, Infektionsanfälligkeit	50–100 µg	50–100 µg
Aminosäuren				
Valin (BCAA)	Muskelaufbau, Proteinaufbau	Muskelschwund, Leistungsschwäche	2100 mg	Keine Empfehlung
Leucin (BCAA)	Muskelaufbau, Proteinaufbau	Muskelschwund, Leistungsschwäche	3200 mg	Keine Empfehlung
Isoleucin (BCAA)	Muskelaufbau, Proteinaufbau	Muskelschwund, Leistungsschwäche	1600 mg	Keine Empfehlung
Lysin	Kollagensynthese, Immunsystem, Anti-Herpes-Wirkung, L-Carnitin-Biosynthese	trockene Haut, brüchige Nägel, Haarausfall	2400 mg	Keine Empfehlung
Tryptophan	Vorstufe von Serotonin (Glückshormon)	Depression, Schlafstörung	1500–3000 mg	Keine Empfehlung
Arginin	Vorstufe von NO (EDRF), Gefäßerweiterung („Viagra-Wirkung"), Blutdrucksenkung	Funktionsstörung des Endothels, Immundysfunktion, Gefäßerkrankungen	5000–9000 mg	Keine Empfehlung
Tyrosin	Vorstufe von Dopamin und Noradrenalin (Glückshormone) sowie Thyroxin (Schilddrüsenhormon), Aufmerksamkeit, Energie, Stimmung	Müdigkeit, Leistungsabfall, Energielosigkeit, Stress, Schilddrüsenunterfunktion	2000 mg	Keine Empfehlung

NÄHRSTOFF	WICHTIG FÜR	RISIKOERHÖHUNG DURCH MANGEL	MEINE EINNAHME-EMPFEHLUNG	D-A-CH-EMPFEHLUNGEN
Kreatin	Muskelenergielieferant, Kraft und Ausdauer	Muskelschwäche	1000–2000 mg	Keine Empfehlung
Phenylalanin	Vorstufe von Tyrosin (siehe dort)	Depressionen, Antriebslosigkeit	2000 mg	Keine Empfehlung
Methionin	Hift bei der Syntethisierung von Aminonsäuren, verbessert Nährstoffaufnahme	Neigung zu Nierensteinen	1200 mg	Keine Empfehlung
Threonin	Spielt eine Rolle bei der Enzymregulation	Stoffwechselstörung	1200 mg	Keine Empfehlung
Histidin	Aufbau eisenhaltiger Moleküle, Stoffwechselvorgänge, Sauerstofftransport, Energiegewinnung, Entgiftung	Gestörter Sauerstofftransport, Wundheilungsstörungen, Entzündungen, Energiemangel, verminderte Libido, Gefäßsteifigkeit (Bluthochdruck)	800 mg	Keine Empfehlung
Glycin	Muskelentspannung, Proteinaufbau, Kollagenaufbau (Knorpel, Knochen, Bänder), Kreatin-Synthese	Muskelkrämpfe	3000–4000 mg	Keine Empfehlung
Cystein	Strukturprotein, Muskelaufbau, Keratinbildung (Haut, Haare, Nägel), schleimlösend, immunstimulierend, antioxidativ, Aufbau von Nervenzellen, Vorbeugung neurodegenerativer Erkrankungen	Gestörte Bildung von Proteinen, gestörte Bildung von Haut, Haaren, Nägeln, Immunstörungen, Entzündungen, Atemwegsverschleimung	500–1000 mg	Keine Empfehlung
Sonstige Nährstoffe				
Omega-3-Fettsäuren	Eicosanoidsynthese, Membranwirkung an Nervenzellen, entzündungshemmend, Arteriosklerose-Prophylaxe	Fettstoffwechselstörung, Arteriosklerose, Bluthochdruck, chronisch entzündliche Erkrankungen, allergische Erkrankungen, Depression	1000–3000 mg	Keine Empfehlung

Danksagung

Wer selbst noch kein Buch geschrieben hat, der kann sich kaum den Druck, die Verantwortung und die Zeit vorstellen, die es braucht, um solch ein Projekt tatsächlich zu beenden. Man kann sich nicht einfach hinsetzen und drauflosschreiben, ich zumindest nicht. Es bedarf einer bestimmten Stimmung und einem freien Kopf. Das war für mich dieses Mal die größte Herausfoderung: Ein Buch zu schreiben, das sich mit Gesundheit beschäftigt, während die ganze Welt im Krankheitschaos versinkt. Deshalb gilt mein großer Dank Ihnen! Danke, dass Sie sich für die eigene Gesundheit interessieren und nach Alternativen Ausschau halten. Danke, dass Sie wissen möchten, was Sie selbst tun können, um sich gesund und fit zu halten.

Ich danke dem humboldt Verlag für die Freiheit, neue Wege aufzuzeigen. Ein ganz herzliches Dankeschön geht an meine langjährige Ansprech- und Sparringspartnerin im humboldt Verlag, Katja-Maria Koschate. Ebenfalls danke an Torsten Hilt im Verlag, der immer wieder an meine Buchideen glaubt und dabei hilft, sie unter die Leute zu bringen.

Ich bin sehr dankbar dafür, dass ich eine Familie, Freunde und Mitarbeiter habe, auf die ich mich zu tausend Prozent verlassen kann, die mir den Rücken freigehalten und mir die Zeit gegeben haben, die ich für das Schreiben gebraucht habe.

Ohne meinen langjährigen Freund Dr. med. Volker Zitzmann wäre keines meiner Bücher so geworden, wie es ist. Er ist nicht nur ein wunderbarer Freund und Mensch, er ist eine lebende medizinische Enzyklopädie. Danke, Volker, für das letzte Jahrzehnt deiner Freundschaft!

An diesem Buch haben sehr viele Menschen im Hintergrund mitgewirkt und mir kritisches Feedback gegeben. Ein Prozess, der nicht immer leicht, aber sehr wichtig für die Entstehung eines solchen Ratgebers ist. Ich danke besonders Dr. Pia Wegner für die nachhaltigen Tipps und Ratschläge während des Schreibprozesses. Ermutigende und motivierende Worte und tolle Unterstützung durfte ich zudem erfahren von Jana Guht. Auch wenn sie als Deutschlehrerin bei Satzbau und Grammatik verzweifelt ist, hat Sie doch immer ein nettes Wort gefunden. An dieser Stelle ein großes Danke an die Lektorin Meike Key, die sich mit meinem Deutsch auseinandergesetzt hat.

Danke an Linda Haus und Xenia Reddel für die vielen Vertretungen und motivierenden Worte beim Mitlesen und Kommentieren. Schön, dass ihr euch in eurem stressigen Alltag die Zeit genommen habt!

Ein großer Dank gilt meinem Programmier- und Technikteam, welches das Onlinecoaching gebaut hat und betreut: Bastian Frank, der seit Jahren an meiner Seite für einen reibungslosen Ablauf sorgt; Tatiana Heun, die alle Videos toll bearbeitet und Supportanfragen schnell beantwortet; Marina Bartel, die sich um all meine Belange kümmert und mir im Geschäft den Rücken freihält; Karim Isaa, der eine geniale Arbeit im Bereich der Website und der App-Entwicklung geleistet hat.

Meiner Frau Gaby und meinen drei Jungs gebührt der größte Dank. Die drei werden immer größer und verstehen jetzt, was der Papa da macht. Und was noch viel wichitger ist: Sie finden es gut! Es rührt mich zu Tränen, wenn sie sagen, sie möchten auch mal Menschen helfen. Das zeigt mir, dass meine Mission erfolgreich zu sein scheint. Ich habe sie sehr vermisst und sie mich. Für diesen Verzicht sage ich aus tiefstem Herzen „Danke".

Ihr

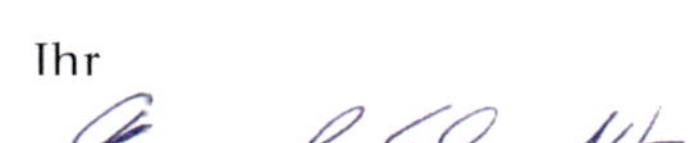

PS: Danke an meine Eltern, Kornelia und Uwe Eckardt, die mich auch heute noch in allem unterstützen, was ich mache, mir den Rücken freihalten und für meine drei Jungs immer da sind.

Bibliografische Information der Deutschen Nationalbibliothek
Die Deutsche Nationalbibliothek verzeichnet diese Publikation in der deutschen Nationalbibliografie; detaillierte bibliografische Daten sind im Internet über http://dnb.ddb.de/ abrufbar.

ISBN 978-3-8426-3009-3 (Print)
ISBN 978-3-8426-3010-9 (PDF)
ISBN 978-3-8426-3011-6 (EPUB)

Abbildungen:
Titelmotiv: Fotostudio Yasmine Schüßler; Shutterstock/I.Friedrich, itlada; Shutterstock/MysticaLink
Fotostudio Yasmine Schüßler: Cover, 6, 24, 44, 102, 132, 150
Shutterstock/MysticaLink: 7, 25, 45, 103, 133, 151

Originalausgabe

Die Ratgebermarke der Schlüterschen Verlagsgesellschaft mbH & Co. KG
Hans-Böckler-Allee 7, 30173 Hannover
www.humboldt.de
www.schluetersche.de

Aus Gründen der besseren Lesbarkeit wurde in diesem Buch die männliche Form gewählt, nichtsdestoweniger beziehen sich Personenbezeichnungen gleichermaßen auf Angehörige des männlichen und weiblichen Geschlechts sowie auf Menschen, die sich keinem Geschlecht zugehörig fühlen.

Lektorat: Meike Key, KeyTextwork, Rueil-Malmaison
Layout: Groothuis, Lohfert, Consorten, Hamburg
Covergestaltung: ZERO, München
Satz: Die Feder, Konzeption vor dem Druck GmbH, Wetzlar
Druck und Bindung: Gutenberg Beuys Feindruckerei GmbH, Langenhagen